MAMA, ROMAN HAT ES NICHT GESCHAFFT

KARIN KARCZEWSKI

KARIN KARCZEWSKI

MAMA, ROMAN HAT ES NICHT GESCHAFFT

DIE ZEIT MEINES EIGENEN ÜBERLEBENS NACH DEM SUIZID MEINES SOHNES

DEBEHR

Herausgeber: Verlag DeBehr, Radeberg
Erstauflage: 2016
ISBN: 9783957532817

Ich widme dieses Buch
meinen Töchtern Anna und Livia,
die mich mit ihrer immer verständnisvollen Art
ins Leben zurückgeholt haben.

Wenn ich der andern Leid gedichtet,
hab ich wie sie gefühlt, wie sie gedacht.
Doch hatte ich von all dem fremden Leid berichtet,
bin ich erlöst in deiner Wirklichkeit erwacht.

Jetzt weiß ich erst, wie gut ich alles fühlte und
jedem Schmerz die rechte Form verlieh.
Wie tief ich auch in meiner Seele wühlte
für d i e s e Wirklichkeit reicht keine Phantasie.

Jost Bonner

VORWORT

WARUM ICH MEINE PERSÖNLICHEN AUFZEICHNUNGEN VERÖFFENTLICHE

Als mich die Nachricht vom Tod meines Sohnes erreichte, war auch für mich das Leben zu Ende. Um irgendwie weiterleben zu können, habe ich verzweifelt nach gleichen Schicksalen gesucht. Es konnte doch nicht sein, dass nur mir so etwas passiert? Am Anfang dachte ich, niemals kann, werde und will ich das überleben. Was soll man noch auf der Welt, wenn einem so etwas passiert?

Es gibt einige Literatur, die den Suizid eher allgemein, mit vielen guten Ratschlägen abhandelt. Aber ich konnte keine Bücher finden, welche die Tage, Wochen, Monate nach dem Suizid eines Kindes ungeschönt aufzeichnen. Mir hätte das sehr geholfen.

Die Beantwortung der vielen Fragen, die sich endlos in deinem Kopf drehen: Wie lange kann man diesen Schmerz aushalten? Wie lange haben ihn andere ausgehalten? Warum ist das mir passiert? Warum gehen mir die Menschen aus dem Weg? Warum musste gerade mein Sohn sich das Leben nehmen?

Jedes Jahr nehmen sich ca. 10.000 Menschen in Deutschland das Leben. Jeder Suizid soll statistisch gesehen mindestens 4 Angehörige betreffen. Trotzdem hat man das Gefühl, allein auf der Welt zu sein.

Sicher, jedes Schicksal ist anders und jeder Mensch verarbeitet den Schmerz auf seine ganz persönliche Weise. Ich habe damals alle paar Tage in meinen Aufzeichnungen über Roman, die ich schon seit seiner Geburt führe, geschrieben. Und das war gut so. Ich wüsste heute nicht mehr genau, wie die Zeit nach diesem schrecklichsten Tag meines Lebens genau verlaufen ist.

Bewusst habe ich auf Adressen und Selbsthilfegruppen verzichtet, da es darüber genug Literatur gibt. Auch über die korrekte Beschreibung der einzelnen Trauerabschnitte kann man viele Bücher finden.

Die Kindheit meines Sohnes habe ich hier nicht detaillierter ausgeführt, da ich denke, dass dies für Leser, die über die Befindlichkeiten nach solch einem Suizid lesen möchten, nicht von Interesse ist.

Die glückliche, vergangene Zeit, damals mit

ihm, kann mir niemand nehmen. Diese Zeit ist nicht nur aufgeschrieben, sondern fest in meinem Herzen.

Für mich war das Schreiben und Überarbeiten meiner Aufzeichnungen eine Art Therapie. Immer und immer wieder musste ich beim Lesen weinen. Den Schmerz und die Verzweiflung, welche ich dabei gefühlt habe, zuzulassen, war für mich doch irgendwie heilsam.

An der Wortwahl habe ich nachträglich noch gearbeitet, da einige Erkenntnisse erst Wochen oder Monate später durch Dritte aufgetaucht sind. Im Großen und Ganzen erzählt das Buch aber genau das, was ich in den drei Jahren nach dem Suizid meines Sohnes empfunden habe.

Ich hoffe sehr, dass sich niemand beleidigt fühlen wird und dass ich einigen mit meinen Aufzeichnungen ein bisschen über die schwere Zeit hinweghelfen kann.

Niemand sollte mit diesem Schicksal allein gelassen werden.

Dresden, im November 2015

Karin Karczewski

CHRONIK

14. Juni 2012

2.59 Uhr
Roman macht Fotos von seinem Körper. Er sieht aufgequollen und verweint aus. Er hat nicht geschlafen.

7.15 Uhr
Roman fährt zur Tankstelle an der Königsbrücker Straße und holt sich einen Sechserpack Bier und Zigaretten.

10.30 Uhr
Roman wirft seine Playstation und sein Handy aus dem Fenster seiner Wohnung im fünften Stock.
Die Concierge beobachtet alles.

10.45 Uhr
Roman holt die Sachen wieder in seine Wohnung.

11.00 Uhr
Roman versucht Anna, seine kleine Schwester, telefonisch zu erreichen.
Anna ist krank und schläft.

11.45 Uhr
Anna simst Roman, warum er angerufen hat.

12.00 Uhr
Roman simst Anna zurück, sie möge einfach schnell kommen.

13.30 Uhr
Anna kommt bei Romans Wohnung an. Sie hört ihn in der Wohnung rumoren. Sie klopft an der Tür und ruft nach ihm.
Er antwortet nicht.
Er versucht, sich die Halsschlagadern mit einem stumpfen Messer aufzuschneiden.

14.35 Uhr

Anna geht zurück zur Straßenbahnhaltestelle der Linie 7 an der Synagoge.

14.40 Uhr

Anna trifft Livia, ihre große Schwester und sie gehen zurück zu Romans Wohnung.
Sie fahren mit dem Fahrstuhl in den 5. Stock.

14.40 Uhr

Roman schleppt sich blutend in den 8. Stock des Hauses.
Er ist geschwächt und verschmiert die Wände mit Blut, als er sich daran abstützen muss. Er versucht auf das Dach des Hochhauses zu kommen. Die Dachtür ist verschlossen. Er öffnet das Fenster im Treppenhaus und springt auf den Fenstersims. Ein fremder Mann steht auf dem Gang ca. 2 Meter von ihm entfernt. Er hält ihn nicht auf.

14.44 Uhr
Anna und Livia erreichen den Vordereingang des Hauses. Sie fahren mit dem Fahrstuhl in den 5. Stock.
Als sich die Fahrstuhltür öffnet, springt Roman ohne zu zögern aus dem 8. Stock des Treppenhausfensters aus 18 Meter Höhe auf das Vordach des Eingangsbereiches im Innenhof.
Er hat seine Bestzeitmedaille vom Dresdner Marathon um den Hals.
Beim Sprung stößt er einen lauten Schrei aus.

14.45 Uhr
Livia und Anna hören aufgeregte Rufe verschiedener Menschen.
Livia schaut aus dem Fenster des Treppenhauses.
Sie zwingt Anna, sich auf den Boden des Treppenhauses zu setzen und nicht aus dem Fenster zu sehen.

14.46 Uhr
Livia läuft die Treppe herunter und klettert zu ihrem Bruder auf das Vordach.

Er lebt.
Er murmelt leise, unverständliche Worte. Livia kann ihn nicht verstehen.
Sein Körper ist unnatürlich verdreht.
Die Blutlache um seinen Kopf wird größer.

14.50 Uhr
Die Polizei trifft ein.

14.55 Uhr
Mehrere Krankenwagen treffen ein.
Zwei Feuerwehrwagen stehen außerhalb des Wohnkarrees.

15.00 Uhr
Roman wird in ein künstliches Koma versetzt.
Die Rettungsmaßnahmen laufen an.

15.10 Uhr
Roman wird ins Uniklinikum Dresden gebracht.

15.20 Uhr
Roman wird durchgängig reanimiert. 45 Minuten lang.
6 Bluttransfusionen werden verabreicht.

16.25 Uhr
Romans Herz hört auf zu schlagen.

16.35 Uhr
Romans Seele verlässt den Körper.

Es ist ein wunderschöner Tag im Juni. Die Sonne scheint und ich trage das erste Mal im Jahr kurze Hosen.

Ich stehe nach einem erholsamen Mittagsschlaf auf der Leiter im Kirschbaum.

Die Luft ist erfüllt von Kinderlachen und Frühlingsduft.

Keine negativen Schwingungen oder Panikattacken.

Mir geht es gut.

Mein Sohn hat mehrere Stunden gelitten. Er hat versucht, sich die Halsschlagadern mit einem stumpfen Küchenmesser aufzuschneiden. Er ist wie ein verletztes Tier noch lange Zeit in seiner Wohnung herumgelaufen. Alles war voller Blut.

Ich habe im Kirschbaum gestanden. Ich habe den Kindern ganze Äste mit herrlichen, reifen Kirschen zugeworfen.

Früh hat Roman Anna, seine kleine Schwester, angerufen. Sie hat es nicht gehört. Sie hat geschlafen.

Er hat sich lange nicht gemeldet, deshalb meinte ich später zu ihr: „Geh doch einfach mal hin.“ Anna war erkältet und hatte nicht die richtige Lust dazu. Zu der Zeit hat er oft Verabredungen nicht eingehalten. Sie fragt ihn per SMS warum sie kommen soll.

Roman simst zurück; sie solle einfach kommen, schnell. Er hat um Hilfe gerufen.

Vor dem Zug um dreizehn Uhr habe ich sie erneut gedrängt hinzufahren.

Ich war so froh, dass er sich wieder einmal gemeldet hat. Mich wollte er ja nicht sehen.

Sie hat den Zug genommen und war dann gegen 13.30 Uhr vor seiner Wohnung. Er muss sie wahrgenommen haben. Anna hat Geräusche aus der Wohnung gehört.

Eine Stunde hat sie es rufend und klopfend vor der Wohnung ausgehalten. Verzweifelt wendet sie sich per SMS an ihre beste Freundin. Die hat zu tun und schaltet ihr Handy aus. Anna ist 15 und weiß nicht, was sie machen soll. Sie wird immer kopfloser. Ich sage ihr, dass sie da weggehen soll. Was soll sie machen, wenn er nicht aufmachen will.

Anna hat große Angst um ihren Bruder.

Eine ganze Stunde. Warum hat er nicht aufgemacht? Wollte er uns schützen? Hätte es sonst ein Blutbad gegeben?

Roman hat seine Schwester durch den Türspion gesehen. Überall an der Innentür waren Spuren von seinen Händen. Er hat stark geblutet. An den Verletzungen am Hals wäre er nicht gestorben. Vielleicht Stunden später.

Er hat sich nirgends hingesetzt. Wie ein verwundetes Tier ist er hin- und hergelaufen. Ist Anna zu spät gekommen, für sein Verständnis von Geliebtwerden? Was hat er noch überlegt?

Roman schreibt für Anna auf einen kleinen Zettel: „Sei mir nicht böse. Ich hab dich sehr lieb." Livia findet ihn später beim Saubermachen. Der Zettel ist voller Blut. Sie wirft ihn weg.

Roman sucht die Urkunden von seinen Marathonläufen heraus. Viele waren voller Blutspritzer.

Wollte er verbluten, wollte er gar nicht springen?

Mit einem stumpfen Gemüsemesser hat er versucht, seine Halsschlagadern zu zertrennen. Er hatte doch so Angst vor Schmerzen.

Ich rufe Livia, meine große Tochter, an, sie möge Anna von da wegholen. Gegen 14.35 Uhr geht Anna zur Straßenbahnhaltestelle. Da sie voller Panik wegen Roman ist, laufen beide schnellen Schrittes über die Kreuzung zu Romans Haus zurück. Anna hat ein ungutes Gefühl. Sie hat ihn deutlich in der Wohnung gehört.

Er hat sie über die Kreuzung kommen sehen. Die Blutspuren an der Jalousie zeigen das. Wen hat er gesehen? Mich? Anna? Livia?

Sie waren gegen 14.40 Uhr an der vorderen Eingangstür. Das Haus hat zwei Eingänge.

Während die Mädchen vorn ins Haus gehen, läuft Roman die Treppe vom fünften in den achten Stock. Im Treppenhaus waren Blutspuren an den Wänden. Er hatte keine Kraft mehr. Wen hat er gesehen? Mich oder Livia? Wollte er einer erneuten Zwangseinweisung entgehen? Nie hätte ich das noch einmal gemacht. Ich hatte das ihm und mir versprochen.

Ohne zu zögern, will er auf das Dach des Hochhauses. Die Dachtür ist verschlossen. Er läuft die kleine Treppe wieder runter, öffnet das Treppenhausfenster und springt ohne anzuhalten. Ein Mann steht zwei Meter von ihm entfernt.

Er versucht nicht einmal ihn aufzuhalten. Wahrscheinlich geht alles zu schnell.

Beim Sprung hat Roman laut geschrien. Ein Nachbar, der gerade seinen 40. Geburtstag auf einem der gegenüberliegenden Balkone feierte, hat es später erzählt. Er hat Fotos von Roman auf dem Vordach liegend gemacht und ins Internet gestellt.

Als Anna und Livia im fünften Stock aus dem Fahrstuhl steigen, schlägt sein Körper auf dem Vordach auf. Hätten sie ihn einige Augenblicke eher abhalten können?

Sie hören laute Schreie nach einem Krankenwagen und ob er noch leben würde.

Der Notruf geht 14.46 Uhr bei der Feuerwehr ein. Zuerst ist die Polizei da. Sie befindet sich nur eine Straße weiter.

Der Krankenwagen und die Feuerwehr kommen gegen 14.55 Uhr.

Roman lebt.

Livia schaut aus dem Treppenhausfenster. Roman liegt auf dem Vordach. Sie zwingt Anna, sich auf die Treppe zu setzen. Livia strahlt in diesem Moment eine für sie seltene Autorität aus. Anna spürt das Unfassbare des Augenblicks und zweifelt keine Sekunde an der Richtigkeit dieser Anweisung. Eine fremde Frau im pinkfarbenen T-Shirt setzt sich neben Anna und hält sie schweigend im Arm.

Livia ruft ihren Mann an. Er soll sich um Anna kümmern. Sie läuft in den ersten Stock und steigt zu ihrem Bruder auf das Vordach. Viele Gaffer haben sich versammelt und stehen auf den Balkonen und beobachten neugierig das Geschehen. Livia schreit die Leute an, endlich wegzugehen. Einige tun es, einige bleiben penetrant an den Fenstern und Balkonen. Es wird gefilmt und fotografiert. Später tauchen die Bilder im Internet auf.

Livia versucht, Roman bei Bewusstsein zu halten. Er liegt grotesk verdreht auf dem Bauch. Seine Augen flackern, er versucht zu sprechen. Livia kann ihn nicht verstehen.

Hat er mich erwartet? Nimmt er sie noch wahr? Ich hoffe es so sehr.

Wollte er nicht alleine sterben?

Livia streichelt ihn unbeholfen. Er ist auf die Seite gefallen. Der Halswirbel ist gebrochen. Und doch hat er noch den Kopf im Reflex drehen können. An einer Seite hat er eine große Wunde und an der anderen Seite eine kleine Schürfwunde. Er wird stabilisiert und sofort in ein Schlafkoma versetzt. 9 Feuerwehrleute und Krankentransporter stützen Roman in einem Rettungstuch. Es ist tröstlich, dass sich so viele Leute um ihn gekümmert haben, obwohl es ihm am Ende nichts genützt hat.

Er kommt sofort ins Uniklinikum Dresden.

Die Beamten befragen Livia und Anna ohne Rücksicht auf das Geschehene.

Nach einer ganzen Weile kommt ein Mann vom Kriseninterventionsdienst. Er soll sich um sie kümmern. Die Beamten wollen wissen, was die Schwestern im Angesicht des Todes hier zu suchen hätten.

Die Concierge des Hauses fragt die Mädchen in

dieser traumatisierten Situation, wer das alles saubermachen soll. Es gibt im Treppenhaus drei, vier Blutspuren von Romans Handabdrücken an den Wänden.

Die Polizisten nehmen die Personalien von Anna und Livia auf. Der Mann vom Kriseninterventionsdienst fährt mit den Mädchen nach Weixdorf. Er soll mir die Nachricht schonend überbringen.

Die Polizei will mir den Hergang telefonisch mitteilen. Livia will das nicht. Es ist lieb von ihr gemeint. Für mich wäre es besser gewesen. Ich hätte noch ins Krankenhaus fahren können. Ich wäre in Romans Nähe gewesen. Er hätte nicht alleine sterben müssen.

Sie rufen 10-minütlich vom Auto aus in der Klinik an. Um 17 Uhr erhalten sie die Nachricht, dass Roman es nach mehr als einer Stunde Reanimationsmaßnahmen nicht geschafft hat. Sein Herz hat um 16.25 Uhr aufgehört zu schlagen.

Später berichtet mir der zuletzt behandelnde Arzt, Roman hätte Notfalldosen für 6 Schwerverletzte bekommen. Es sah zuerst so aus, als ob er es hätte schaffen können. 2,5 Liter Blut hat er bekommen.

Einen Sturz aus 18 Meter überlebt man selten.

Die Kinder spielen im Garten. Ich kehre die Einfahrt. Livia und Anna und ein fremder Mann kommen schnellen Schrittes angelaufen. Ich denke mir nichts dabei. Ist das der neue Freund meiner Tochter?

Ich gehe ihnen lachend entgegen. Warum schauen sie so ernst. Hat Roman in seiner Wut Annas Handy zu Boden geworfen? Hat deshalb niemand mehr auf meine Anrufe in den letzten Stunden reagiert? Hat er sie etwa geschubst?

Anna läuft schnell an mir vorbei ins Haus. Alles wirkt so hektisch. Was war da nur los? Livia hatte am Telefon nur kurz gesagt, sie rufe zurück und hat dann ihr Handy ausgeschaltet.

Ich umarme Livia und frage lächelnd: „Was ist denn passiert?"

Sie sagt die einfachen Worte:

„Mama, Roman hat es nicht geschafft."

Sie muss gar nicht weiterreden. Ich weiß, was sie meint. Warum sagt sie das. Wer will das wissen. Sie irrt sich. Niemals kann sie Roman meinen. Ich habe keine Minute an so etwas gedacht. Und doch weiß ich sofort, was sie meint.

Ich stoße sie in der Umarmung weg und rufe: „Nein, nein, warum denn? So ein Mist!“ Dann laufe ich weg und lamentiere die ganze Zeit. Es kann nicht wahr sein. Ich kann nicht weinen. Ich möchte alleine sein. Nur weg von diesen unmöglichen Worten. Mein Kopf ist leer. Ich fühle nichts. Ich sehe nur einige Meter weit klar. Gerade immer dort, wo mein Blick hingeht. Der Rest der Umgebung erscheint verzerrt. Wenn ich zu Boden schaue und nicht in die Augen meiner Tochter, dann ist es nicht wahr. Dann bleiben die Worte ungesagt.

Livia und der Mann kleben die ganze Zeit an mir. Ich möchte immer weiter weglaufen. Die Worte wollen nicht in meinen Kopf.

Ich hab es gehört. Es ist wie in einem schlechten Film, mit schlechten Schauspielern. Alles ist so unecht, so gekünstelt.

Will mein Geist mich schützen, weil er es nicht wahrhaben will? Ich habe keine Tränen, rufe nur immer: „Nein, nein!“

Ich kann es nicht realisieren. Die Gedanken drehen sich;

Warum habt ihr mich nicht angerufen?
Ich wäre ins Krankenhaus gefahren.

Warum seid ihr nicht ans Telefon gegangen?

Warum habt ihr eure Handys abgeschaltet?

Warum habt ihr nicht die Polizei schneller geschickt?
Ich hätte es ins Krankenhaus geschafft.

Warum war ich nicht bei Roman am Ende.

Warum habe ich ihn im Stich gelassen?

Warum musste er alleine sterben?

Ich will weg aus der grotesken Situation. Ich laufe die Straße runter ohne Ziel. Denke, so alles ungeschehen zu machen. Ich nehme alles wahr. Meine Sinne sind extrem geschärft.

Ein Nachbar von weiter her mit einem kleinen Jungen an der Hand kommt an mir vorbei.

Der Mann und Livia versperren mir den Weg. Ich setze mich an den Straßenrand und verberge mein Gesicht. Müsste ich jetzt weinen?

Ich versuche es. Es wird kein echtes Weinen.

Mein Gehirn versucht krampfhaft, einen Weg zu finden, die Sache rückgängig zu machen. Mein Verstand arbeitet auf Hochtouren. Nein, nein, es kann nicht sein. Ich kann noch was machen. Meine Psyche versucht sich zu schützen vor der ganzen entsetzlichen Wahrheit. Wo ist der Ausweg?

Ich will zu ihm.

Der Verstand schützt sich vor dem nicht Fassbaren. Er will und kann es nicht wahrhaben, sonst würde er es nicht aushalten.

Die Fragen drehen sich wie Kreisel in meinem Kopf.

Ein Nachbar hat das Gerenne und Geheule mitbekommen. Ich erzähle ihm, was passiert ist. Ohne Emotionen. Als ob Roman sich den Arm gebrochen hätte.

Er wird sich gewundert haben.

Es ist, als ob ich noch Zeit bekomme. Es ist nichts passiert. Alle haben sich geirrt. Ich werde gleich im Krankenhaus anrufen und sie werden sagen, dass ich kommen soll. Schnell. Roman braucht mich jetzt. Roman geht es wieder besser.

Wir gehen zurück ins Haus.

Erst jetzt nehme ich den fremden Mann wirklich wahr. Ich schnauze ihn an, ob er auch zu der „Bande“ gehört. Gemeint sind Ärzte und Richter, die Roman im Stich gelassen haben.

Er reagiert nicht darauf. Er ist gut geschult. Er stellt sich als Mitarbeiter des Kriseninterventionsdienstes vor. Er soll dafür sorgen, dass sich das Trauma nicht festsetzt.

Wir sitzen am Tisch und ich lasse mir die Einzelheiten nach und nach erzählen. Ich höre zu. Es ist nicht meine Geschichte. Ich denke an etwas ganz anderes. Der fremde Mann würde gut zu Livia passen. Ein hübscher, junger Mann in Romans Alter. Was redet der nur und was will er in meiner Stube, an meinem Tisch.

Livias Mann holt die Kinder ab. Sie sind ganz verschreckt. Darauf kann ich jetzt keine Rücksicht nehmen. Ich kann sie gerade nicht ertragen.

Luis, mein 7-jähriger Enkel, kommt auf mich zu und will wissen, was passiert ist. Er sieht meine

Tränen. Er fragt: „Ist Roman gestorben?“ Warum fragt er das in diesem Moment? Man hat ihnen noch nichts erzählt. Um sie zu schützen, wird später eine Geschichte von Rot über die Straße gehen und Unfall erfunden. Ein Auto hätte Roman überfahren.

Jetzt müssen sie raus aus meinem Gesichtskreis. Ihr Geplapper und Gelache ist zu viel für mich. Die Liebe ist abgeschnitten. Mir sind alle egal. Sie waren hier und haben mich abgelenkt.

Mir ist schlecht und schwindlig. Ich habe Bauchschmerzen.

Mein Sohn hat sich über mehrere Stunden in den Tod gekämpft. Und ich habe nichts gespürt.

Ich habe im Kirschbaum gestanden und den Kindern Zweige voller reifer Kirschen zugeworfen. Wir haben gelacht und waren fröhlich.
Wo waren die Schwingungen, die mich mit Roman verbunden haben.

DER TAG DAVOR

Roman kam in den letzten Monaten gut ohne uns zurecht. Seine Wohnung war aufgeräumt. Er hatte keine Schulden. Die Wäsche war gewaschen. Er hatte Bewerbungen zum Abschicken auf dem Tisch liegen. Seinen Studienkredit hatte er zur Stundung gebracht. Der Brief kam einen Tag später. Er war gepflegt und das Bett war frisch bezogen.

Vier Tage vor seinem Tod hat er seinen Vater bei einem Stadtlauf getroffen und ihn völlig ignoriert. Er hat nur dem Läufer, der neben meinem Mann stand, die Hand gegeben. Sonst war Roman immer darauf bedacht, niemanden zu beleidigen.

Am Vorabend seines Todes wollte mein Mann zu einem Freiluftevent an der Elbe. Zum Endspiel der Europameisterschaft im Fußball.

An diesem Tag ist er unüblicherweise mit der Straßenbahn gefahren. Die Straßenbahn ist dann auch noch falsch abgebogen, so dass er am Haus von Roman vorbeilaufen musste. Mein Mann fährt immer mit dem Auto und kommt sonst nie an dem Haus vorbei. Roman kam gerade aus dem

Haus und wollte wahrscheinlich auch zu dem Spiel.

Als er seinen Vater sah, ist er schnell in eine andere Richtung gelaufen. Mein Mann hat ihm noch eine SMS geschickt. Er solle doch mitkommen. Er würde ihn sehen. Daraufhin hat Roman zurückgesimst, mein Mann wäre ein armes Würstchen. Eines Tages würde er in der Psychiatrie enden.

Zenon hat nicht darauf geantwortet. Roman hat das wohl sehr wütend gemacht. Er hat sich immer von seinem Vater zurückgesetzt und minderwertig gefühlt. Dieses Nichtantworten war für Roman eine erneute Brüskierung.

Er hatte bei dem Sprung seine Bestzeitmedaille um den Hals. Die Bestzeiturkunde war voller Blutspritzer. Er hat sie in der Hand gehalten, als er sich die Halsschlagadern angeschnitten hat.

Ein Zeichen für Zenon, dass er doch etwas wert sei? Zenon hat ihn immer geliebt. Aber er hat seinen Sohn nicht ernst genug genommen, so wie der es sich von ihm gewünscht hätte.

Die ganze Wohnung war voller Blut. Livia wollte mir diesen Anblick ersparen. Sie hat mir die Schlüssel von Romans Wohnung weggenommen und die Wohnung Tage später mit ihrem Mann gesäubert.

Es war alles zerstört, was mir vielleicht noch hätte Freude machen können.

In den Stunden seines Todeskampfes habe ich nichts gespürt. Sollte ich nicht stören?

Ich klammere mich an die Vorstellung, dass er irgendwie bei uns ist. Ohne Hass. Die beschissene Krankheit hat uns zu seinen Feinden gemacht. Er wollte so nicht sein. Er war die letzten Monate nicht mehr er selbst. Es muss ihn zusätzlich belastet haben, dass er in seinem Wahn mich und meinen Mann oft sehr beleidigt hat.

ABENDS

Ich laufe am Feld entlang. Roman kommt in seinen orangefarbenen Laufsachen den Berg hoch. An der Ecke des letzten Hauses biegt er ab. Ich laufe schnell hin. Eine Nachbarin ist draußen. Ich frage sie aufgeregt, ob sie Roman gerade gesehen hat. Sie schaut mich merkwürdig an und verneint unfreundlich.

Ich gehe wieder zurück und setze mich auf eine Bank am Feld.

Der Vater von Clara, einer Freundin meiner Tochter, kommt vorbei und legt stumm seine Hand auf meine Schulter. Nie werde ich diese wohltuende Geste vergessen.

Ich rufe Roland, meinen ältesten Bruder an. Er schaut gerade Fußball und ist hörbar von meinem Anruf genervt. Egal. Er muss alle benachrichtigen. Er ist geschockt und kann es nicht glauben.

Ich will niemanden sehen.

Meine Brüder Roland, Peter und Rüdiger kommen trotz meiner schroffen Ablehnung. Sie haben mir mit ihrer Anwesenheit sehr geholfen, den ersten Abend zu überstehen. Sie waren sehr betroffen. Rüdiger hat geweint. Sie hatten viel

Alkohol dabei. Wir betrinken uns bis zur Bewusstlosigkeit. Die einzige Rettung an diesem Abend. Ich falle in einen tiefen Schlaf.

DAS 1. JAHR DANACH

15.06.2012

Am Morgen wache ich auf und denke, alles ist nur ein Traum. Ich suche nach Kleidungstücken, die nach Roman riechen.

Ich räume die Wohnung auf. Wegen der Leute, die da wohl kommen werden. Ich habe Schmerzen im Magen und kann nichts essen. Livia versucht, mir immer wieder Brötchen zu schmieren. Ich heule und rauche. Sonst rauche ich nicht.

Eine tiefe Müdigkeit erfasst mich. Ich liege im Bett mit einem Pullover, der nach Roman riecht.

Die Polizei kommt vorbei und bringt Romans persönliche Sachen. Ausweis, Geldtasche, Schlüssel. Alles riecht nach ihm. Ich verschließe die Sachen in einer luftdichten Tüte. Ich möchte den Geruch für später konservieren.

Alle Leute um mich herum sind mir egal.

Die Staatsanwaltschaft will ihn obduzieren lassen. Ich möchte das nicht. Ich will ihn sehen. Einfach bei ihm sein. Der Polizist meint, ich solle mir das nicht antun. Ihn doch lieber so in Erinnerung behalten, wie er zu Lebzeiten gewesen sei. Die übliche Floskel. Gut gemeint aber egal, ich möchte ihn sehen. Gleich. Und ohne Beatmungsschlauch.

Für den Kommissar sind die Todesumstände klar. Er erreicht bei der Staatsanwaltschaft die sofortige Freigabe von Roman. Wir können hin.

Ein Anruf vom Transplantationszentrum. Wollen wir Romans Augennetzhäute spenden? Wir sind nicht in der Lage, jetzt solche Entscheidungen zu treffen. Aber es drängt wohl. Sie sind nicht lange haltbar. Nach einem erneuten Anruf einen Tag später, stimmen wir zu. Die Netzhäute bekommen zwei alte Leute. 81 und 84 Jahre alt. Heute würde ich keine Organe mehr spenden.

Zenon, Livia, Anna und ich fahren in die Pathologie. Ein Mitarbeiter, der sich fröhlich mit Hallihallo meldet, lässt uns rein. Vielleicht hält man so einen Job nicht anders aus. Ich finde seine Fröhlichkeit in diesem Moment trotzdem unpassend.

Roman liegt auf einer Bahre in einem weißen Hemd. Zugedeckt. Vorsichtig schaue ich durch die Scheibe. Zenon macht Fotos. Ich finde das unmöglich. Später werde ich sehr froh über diese Fotos sein.

Roman hat einen wütenden Gesichtsausdruck.

Angespannt. Sein Gesicht sieht sehr mager aus. Er hat eine große und eine kleine Beule am Kopf und eine Schramme am Kinn. Sonst ist er völlig unversehrt. Er ist so kalt. Ich streichle ihm über den Hinterkopf. Er ist starr.

Ich fühle nichts.

Ich bin das nicht, die da steht. Ich beobachte nur die Szene.

Nachmittags kommt eine Nachbarin und überreicht verstört einen Briefumschlag von einigen Nachbarn. Sie hat im Namen aller geschrieben und für jeden 5,- Euro dazugelegt. Ich finde das unpersönlich und verletzend und würde das Geld am liebsten zurückgeben. Die Leute sind auch nur hilflos.

Livia muss ihre Abschlussprüfungen zur Hotelmanagerassistentin schreiben. Während der Prüfung klopft es zweimal an der Tür. Niemand steht draußen.

Sie betreut uns und muss sich noch um ihre drei Kinder kümmern. Sie, die traumatisiert ist, durch die Auffindung des Bruders, leistet in dieser Zeit Übermenschliches.

Anna geht in die Schule. Sie nimmt an einer Theatervorstellung teil. Sie wirkt unberührt. Sie erzählt, dass es im Klassenzimmer ständig nach Cappuccino gerochen hat, den Roman so gemocht hat.

Ich trinke Unmengen an Rotwein. Zenon auch. Er fährt abends betrunken mit dem Auto. Er will in Romans Wohnung. Die ist noch versiegelt. Er schafft es danach irgendwie unversehrt nach Hause.

Mein Knie schmerzt unerträglich.

16.06.2012

Ich kann nur bei Licht schlafen. Es sind merkwürdige Sachen vorgefallen. Mein Licht am Bett war früh aus, obwohl es niemand ausgeschaltet hat. Früh war der Fernseher in der Stube auf Radio umgestellt. Niemand hat das gemacht. Seit Romans Tod funktioniert kein Handyladekabel mehr. Die Tiere im Haus benehmen sich unruhig und schauen, als ob noch jemand im Raum wäre. Bella, die Hündin läuft immer rein und raus. Das macht sie sonst nicht.

Joseph, ein Laufkollege von Zenon, kommt vorbei und überreicht verlegen einen kleinen Blumenstrauß mit einer schwarzen Schleife. Wir reden kaum. Es tut mir trotzdem gut.

Den ganzen Tag überstehe ich nur mit viel Rotwein. Abends weine ich mich mit Romans Pullover in den Schlaf. Das Licht muss an bleiben.

17.06.2012

Zenon läuft die ganze Zeit für mich theatralisch wirkend herum und will nicht mehr leben. Ich kann mich nicht auf mich konzentrieren. Er nervt mich schrecklich. Wir machen uns trotzdem Sorgen. Wir rufen einen polnischen Pfarrer an, den Zenon noch von früher kennt. Der kommt am Nachmittag. Er hat aber nicht viel Zeit. Sie reden eine halbe Stunde. Dann muss er zu einem anderen Termin.

Mir ist das zu gefährlich. Ich rufe einen Bereitschaftspsychiater an. Der hat auch keine Zeit, ist aber rigoros und nimmt Zenon mit in die Klinik. Man muss ihn schützen. Und ich muss mir sein Geplapper über Schuld nicht länger anhören.

Tage vorher hatte sich ein Datum immer in meinem Kopf gedreht. Der 14.6! Jetzt weiß ich, was es bedeutet.

Warum haben wir nicht reagiert. Roman hat doch um Hilfe gerufen.

Die Leute sind komisch. Sie trauen sich nicht zu kondolieren.

Ich verlasse das Haus nur mit gesenktem Kopf. Ich schäme mich. Ich bin die Mutter. Ich habe ihn nicht beschützt. Was ist das für eine Familie? Was ist da vorgefallen? Was haben wir dem Jungen angetan? Warum ist uns das passiert?

Ich habe Herzschmerzen. Kann nichts essen. Wie kann ich essen, während mein Sohn kalt im Kühlhaus liegt. Betäube mich mit Rauchen und Alkohol. Alle sagen, es wird wieder werden. Ich will nicht, dass es wieder wird. Möchte Roman folgen.

Warum hat er uns nicht mehr vertraut? Warum macht die Krankheit eng verbundene Menschen zu Feinden. Hätten sich doch seine Wahnvorstellungen auf jemand anderen geworfen. Ich vermisse ihn so.

18.06.2012

Ich muss einige Formalitäten erledigen. Romans Sterbeurkunde beantragen. Das will ich selber machen. Damals bei seiner Geburt haben wir ihn schließlich auch selber angemeldet. Also werde ich jetzt auch den letzten behördlichen Termin für ihn wahrnehmen. Das bin ich ihm schuldig.

Die Beamtin ist sehr unfreundlich, obwohl sie sieht, dass der Tod von Roman nur kurz zurückliegt. Sie kondoliert nicht. Solche Leute dürften in öffentlichen Positionen nicht sitzen. Es scheint ungewöhnlich zu sein, dass eine Mutter die Sterbeurkunde beantragt.

Bei der Geburt eines Menschen sind viele Leute beteiligt und nehmen Anteil und wenn er stirbt? Soll ich das wirklich anderen Menschen überlassen. Für die das nur ein Job ist. Es geht mir nicht um das dadurch ersparte Geld. Aber ich habe ihn geboren und ich möchte auch seinen letzten Weg vorbereiten. Ein letztes Mal für ihn da sein.

Draußen auf dem Gang stehen Bestatter mit Mappen und schwarzen Anzügen. Sie plaudern und lachen angeregt. Ich möchte sie anschreien, ruhig zu sein. Ich habe meinen Sohn verloren. Niemand scheint das zu stören. Alles läuft weiter wie bisher. Sieht mir jeder an, was passiert ist? Sehen alle, warum ich hier bin?

Ich fahre mit Livia auf den Heidefriedhof, die

Grabstelle aussuchen und die Kosten klären. Wir wollen ihn in die freie Gestaltung geben. Da sind die Gräbergrundstücke größer und man hat einen größeren Gestaltungsspielraum bei der Grab- und Grabsteingestaltung. Ich kann mir nicht vorstellen, Roman eng zusammengepfercht in einem kleinen Urnengrab zu beerdigen. Er wollte doch immer seine Ruhe haben. Er konnte nicht gut auf andere Menschen zugehen.

Danach fahren wir nach Boxdorf zu einem Steinmetz, den Grabstein für Roman aussuchen. Ich möchte, dass er sofort einen schönen Stein bekommt. Das ist mir wichtig. Nicht wie üblich erst Monate später nach der Beerdigung.

Nachmittags bringt mir Anne, eine Nichte, eine Flasche Holundersirup. Der schmeckt wunderbar. Sie ist sehr lieb. Ihr Freund hat sich 2004 erhängt. Sie wird wissen, was ich empfinde.

Abends sitzen wir lange auf der Terrasse und reden und trinken und rauchen. Livia versucht, mich immer wieder liebevoll zum Essen zu überreden. Roman ist tot und ich soll essen? Das kommt mir falsch vor.

19.06.2012

Zenons Familie kommt. Seine Mutter und sein Bruder mit Frau. Sie haben Zenon aus der Klinik abgeholt und wollen nun in die Pathologie, um Roman anzuschauen.

Die Mutter läuft durch Haus und Garten, um alles neugierig zu inspizieren. Am Kirschbaum pflückt sie Kirschen. Sie isst sie genüsslich. Diese unsensible Szene wird sich in mein Gedächtnis eingraben.

Der Bruder und seine Frau sind betroffen. Sie benehmen sich sehr einfühlsam. Die Mutter könnte Zenon vielleicht ein paar Tage mit zu sich nehmen. Ihn umsorgen, einfach für ihn da sein. Sie sieht doch, wie er leidet. Auf diese naheliegende Idee kommt sie nicht. Sie ist eine einfache Seele.

Wir fahren zusammen auf den Friedhof, um ihnen die Grabstelle zu zeigen. Die Mutter nörgelt die ganze Zeit an der deutschen Friedhofskultur herum. In Polen werden die Leute überwiegend unter einer schweren Grabplatte beerdigt. Ich möchte das auf keinen Fall. Roman würde keine Luft bekommen. So eingesperrt möchte er sicher nicht liegen.

Wir fahren noch einmal alle zusammen in die Pathologie.

Ich möchte Roman nicht mit ihnen zusammen sehen und hole mit Livia seine Sachen ab, die er bei dem Sprung angehabt hat. Sie sind voller Blut und riechen entsetzlich. Sie waren in einer luftdichten Folie verpackt.

Die Mitarbeiterin, die uns die Sachen aushändigt, ist auch unfreundlich und kann sich zu keiner mitfühlenden Geste durchringen. Verlange ich zu viel? Was sollen wir mit den Sachen? Sie sind zerschnitten und völlig unbrauchbar. Aber deutsche Ordnung muss sein. Wir werfen sie in einen Container, der in der Nähe steht. Später bereue ich das.

Zenons Familie fährt nach Hause, nachdem sie ihn in der Klinik abgeliefert haben. Sie wollen zur Beerdigung wieder kommen.

Ich fühle mich schwach. Wann immer es geht, lege ich mich ins Bett. Schlafen kann ich gut.

20.06.2012

Heute besuchen wir Zenon in der Klinik. Er ist ruhiger geworden. Sie haben ihm Medikamente zur Beruhigung und zum Schlafen gegeben. Gespräche finden keine statt. Er ist auf der gleichen Station wie Roman vor einem Jahr.

Der behandelnde Arzt ist der gleiche und er weiß genau warum Zenon da ist. Ihm scheint es unangenehm zu sein mit ihm zu reden. Er geht ihm offensichtlich aus dem Weg.

Ich lege mich mit einem der unsensiblen Pfleger auf der Station an. Die können froh sein, dass ich nicht ausraste. Ich bin sehr aggressiv. Sie lenken ein. Es ist besser so für alle.

21.06.2012

Heute musste ich mit Livia ein Beerdigungsinstitut beauftragen. Das erste Mal werde ich von einer offiziellen Seite sehr herzlich und verständnisvoll aufgenommen. Die Angestellte erzählt mir von ihrem Mann und sie muss dabei weinen. Sie hat ihn vor vielen Jahren durch eine Elektroschock-Therapie in Arnsdorf verloren.

Sie hat eine unglaublich mütterliche Ausstrahlung. Wir klären alles und sie gibt mir das Gefühl, wirklich betroffen zu sein. Auch hier geht es ums Geld. Das weiß ich schon. Aber sie lässt es mich wenigstens nicht so offensichtlich spüren.

Die Menschen in meiner Umgebung gehen mir aus dem Weg. Ich möchte über Roman reden. Niemand will das. Ein Nachbar, mit dem ich in den letzten Jahren viel und oft über unsere Hunde gesprochen habe, wechselt tatsächlich die Straßenseite, als er mich sieht. Das macht mich wütend. Am liebsten würde ich ihn anschreien. Ich lasse es sein. Eine andere Bekannte kann mir nicht mehr ausweichen und meint, sie müsse weiter, der Schuster würde gleich schließen. Mein Sohn ist tot und die muss zum Schuster?

Es kommen Beileidskarten. Jede einzelne ist Balsam für meine Seele.

Ich möchte für Romans Beerdigung einen Film machen. Ich suche Musik mit Anna und Livia aus. Die Bilder scanne ich ein. Jedes einzelne ist jetzt ein Schatz für mich. So bin ich abgelenkt und kann noch etwas für Roman tun.

Livia ist traurig, im Moment kann ich ihr nicht helfen.

Was Anna macht, weiß ich nicht. Sie ist in ihrem Zimmer oder bei ihrer Freundin Tanja?

Warum musste sich Roman das Leben nehmen? Er hat jetzt alle Aufmerksamkeit, die er sich immer gewünscht hat. Aber sein Leben hat er auch nicht mehr.

Ich habe vom 10.6 ein Bild von Romans letztem Lauf im Internet gefunden. Er sah da nicht mehr wie er selbst aus. Der Wahn hatte ihn schon so zerfressen. Aber keiner wollte das wahrhaben. Was muss er zuletzt gelitten haben.

Zenon entlässt sich selber aus der Klinik. Er fühlt sich da nicht wohl. Ich kann das verstehen. Es ist nur ein Aufbewahrungsort zur ersten Ruhigstellung. Es wird vorwiegend auf Medikamente gebaut. Echte Hilfe sollte da keiner erwarten.

Ich rauche und trinke viel zu viel.

22.06.2012

Wir fahren heute in das Beerdigungsinstitut, um Roman noch einmal zu sehen. Wir nehmen die Kinder mit. Ich habe ein bisschen recherchiert. Luis sollte seinen Onkel, den er sehr mochte, noch einmal anschauen dürfen. Er soll sich später keine wilden Fantasien über Roman ausmalen. Er war dann auch sehr interessiert an Romans Körper und dem Sarg und wie das wohl so alles funktioniert.

Die Mädchen (5 Jahre alt) nehmen wir nicht mit in den Abschiedsraum.

Heute sieht Roman aus, als ob er schlafen würde. Er hat einen lieben Gesichtsausdruck. Als ob es ihm leid tun würde und er sich für alles entschuldigen möchte.

Ich bin so unendlich froh, nicht dem Ratschlag des Kriminalbeamten gefolgt zu sein und meinen Sohn noch einmal angeschaut zu haben. Warum nur werden heute noch solche Hinweise von offizieller Seite gegeben.

Roman sah so friedlich aus. Kaum eine Spur von Gewalt. Nur zwei gut überschminkte Schrammen im Gesicht. Es tat mir so gut. Ich konnte ihn noch einmal berühren. Seine Hand halten. Ihn streicheln. Ihn küssen. Er ist mein Baby. Die Totenstarre war aus seinem Körper gewichen. Er fühlte sich heute ganz weich an.

Immer wieder schaue ich später die Fotos an, die Zenon von ihm gemacht hat. Sie lassen mich ihm nah sein, wann immer ich es will.

Wir legen ihm eine seiner Bestzeitmedaillen um den Hals. Vielleicht braucht er die ja noch, da wo er jetzt hingeht. Die Medaille, mit der er gesprungen ist, lassen wir in den Grabstein einarbeiten.

Die Mitarbeiter vom Beerdigungsinstitut lassen uns alle Zeit der Welt. Sie sind sehr rücksichtsvoll.

Meine letzte Begegnung mit Roman war im März gewesen. Da war er so voller Hass auf mich gewesen. Beim Gehen hatte ich ein ungutes Gefühl. Aber eine Zwangseinweisung würde für mich nie wieder in Frage kommen. Das hatte ich ihm und mir versprochen.

MEINE LETZTE BEGEGNUNG MIT ROMAN

18.03.2012

Seit Wochen habe ich nichts von Roman gehört. Er reagiert weder auf meine Mails noch auf mein Klingeln. Ich mache mir Sorgen.

Es ist gerade Citylauf. Ich versuche, Roman zu sehen. Läuft er mit? Ich weiß es nicht. Zwei Stunden lang beobachte ich die Läufer. Nachdem ich ihn da nicht entdecken kann, gehe ich vorsichtig mit meinem Zweitschlüssel in die Wohnung. Es ist nicht richtig. Das weiß ich. Aber was soll ich gegen die ewigen Ängste tun, die ich mir um ihn mache? Zum Glück ist er nicht da. Die Wohnung sieht normal aus. Nur der schmutzige Abwasch von mehreren Tagen steht rum. Und er hatte alles entfernt, was die Wohnung gemütlich gemacht hat. Die Wände sind kahl und die Vorhänge abgerissen samt Stange.

Auf dem Tisch liegt ein Schreiben vom Amt mit der Androhung einer Sperre der Leistung. Er hat wohl einen Termin nicht wahrgenommen.

Dann kam er. Er ist so wütend geworden. Er hat mich über eine Stunde mit den schlimmsten

Schimpfwörtern vollgebrüllt. Raus aus der Wohnung konnte ich nicht, da er mir den Weg versperrt hat. Ich hatte Angst, weil er so aggressiv war und er mir immer sehr nahe kam. Er stand unter Hochspannung. Wegen Herzschmerzen könne er nicht mehr laufen. Er war immer so stolz auf seine guten Laufzeiten. Seine Zunge war ganz weiß. Er tat mir so leid. Ich hätte eine grinsende Hexenfratze. Obwohl ich geweint habe.

Er hat dann traurig geweint und meinte, ich wüsste ja längst nicht alles … und dann wieder gebrüllt und gebrüllt. Er würde nicht wegen mir weinen und wir würden alle sein Geld klauen. Wir wollten ihn vernichten. Überall würde ich herumerzählen, dass er krank sei. So ging das eine Stunde und es war Sonntagmittag und kein Mensch hat die Polizei gerufen, obwohl es draußen sicher sehr bedrohlich geklungen hat.

Am schlimmsten ist für ihn, dass ich in einem Forum schreibe. Er wusste jedes Wort, was ich da geschrieben habe. Obwohl ich unter einem Synonym schreibe. Ich weiß nicht, warum er sich so auf mich konzentriert. Wir sind jetzt an allem Unheil schuld, was ihn getroffen hat. Er verdreht alles. Ich dachte, es hätte sich was geändert.

Wie muss ihn diese Situation belastet haben.

Dann hat er wieder gebrüllt, er würde unsere Autos wegnehmen und uns in die Psychiatrie bringen. Wir wären ja die eigentlich Kranken. Die Nachbarn müssen jedes Wort gehört haben. Mich hat gewundert, dass ihn das nicht gestört hat. Er ist sonst immer darauf bedacht, keinen Stress zu machen.

Beim Gehen hat er mich dann sehr aggressiv aus der Wohnung geschubst. Ich habe draußen auf dem Gang überlegt, die Polizei zu rufen. Aber sollte ich ihm das wieder antun in seiner neuen Wohnumgebung? Er wäre in dem Haus dann doch auf ewig gebrandmarkt. Irgendjemand würde etwas mitbekommen. Ich denke, das Brüllen und die Ausdrücke waren eine Art Hilferuf. Aber ich wusste ja wie die Abläufe in der Klinik sind und ich konnte ihm nicht helfen.

Sein Gesicht sah so zerstört und unglücklich aus. Wäre ich nur nie hingegangen.

27.06.2012

Ich suche weiter Bilder und Musik zusammen. Diese Beschäftigung tut mir gut. Solange ich etwas für Roman tun kann, erreichen die Gedanken nicht meine inneren Schichten. Er war doch so ein lieber Junge. Niemals hätte ich gedacht, dass gerade er mal Schwierigkeiten haben würde. Er war immer sehr ruhig und angepasst. Das wollte er wohl nicht mehr sein.

Zenon kann ich bald nicht mehr ertragen. Für mich ist er der Auslöser des Unglücks. Roman wollte immer so sein wie er. Toller Beruf, gutes Geld. Den Preis, den Zenon dafür zahlt, wollte oder konnte er nicht sehen. Sein Vater hat auch nie mit ihm darüber geredet.

Zenon redet und redet und redet. Wir müssten jetzt alles besser machen. Er nervt mich unsäglich.

Alle haben mich und Anna in den Monaten vor Romans Tod alleine gelassen. Niemand wollte glauben, dass Roman gefährdet ist. Wie viele Leute habe ich gebeten, mal nach ihm zu schauen. Keiner ist gegangen. Nun sollen mich alle in Ruhe lassen.

Zenon möchte in dieser Situation doch tatsächlich Sex von mir. Ich finde das ungeheuerlich, unfassbar. Fehlt ihm eine Schraube? Derart gefühllos zu sein. Unser Sohn ist gestorben und ich soll Sex haben? Später erfahre ich, dass es eine Art Trauerverarbeitung bei Männern ist. Aber jetzt kann ich es einfach nicht fassen.

Mein Mann ist vom schlechten Gewissen zerfressen. Er hält es kaum aus. Ich kann ihm nicht helfen. Damals hat er mir auch nicht zugehört.

Von Romans Wohnungsverwaltung bekommen wir die Rechnung für die Blutspurenbeseitigung im Treppenhaus. Hätte das nicht später mit unserer Kaution verrechnet werden können?

28.06.2012

Heute gehen wir in die Wohnung von Roman. Livia hat mit ihrem Mann alle sichtbaren Blutspuren beseitigt. Es ist soweit sauber. Ich muss mich später noch um das Ausräumen der Möbel kümmern.

Wir legen Blumen und Kerzen auf das Vordach, auf das Roman gefallen ist. Wieder gaffen die Leute. Mir darf jetzt keiner zu nahe kommen. In mir ist eine starke Aggression.

Nach zwei Tagen nervt die Wohnungsverwaltung wieder. Wir sollten die Kerzenreste wegräumen, wegen der Unfallgefahr. Für mich sind das einfach nur geistlose Idioten, ohne jede Empathie. Wir reagieren gar nicht darauf. Sie haben uns kurz nach Romans Tod erlaubt, an der Stelle zu trauern. Soll doch der Hausmeister das leere Plastikbecherchen der Kerze wegräumen, wenn es sie stört.

Die sogenannte Concierge des Hauses von Roman redet schlecht über ihn. Sie weiß zuerst nicht, dass ich die Mutter bin. Sie sitzt den ganzen Tag in einem Glaskasten und bewacht mit der Ausstrahlung eines Kampfhundes den Eingang. Ich weiß nicht, was passiert wäre, wenn sie aus ihrem Kasten rausgekommen wäre.

Jetzt hat jeder was zu sagen. Aber Hilfe hat keiner angeboten.

29.06.2012

Ich betäube mich mit der Organisation des Filmes, der Trauerfeier. Die Todesanzeige in der Zeitung muss für den Druck vorbereitet werden.

Ich suche krampfhaft nach Hinweisen, nach Spuren von Roman im Internet. Alles ist besser, als die Tatsache an mich heranzulassen: Roman ist tot.

Ich glaube, Medikamente wären kein Heilmittel für meinen Sohn gewesen. Er war zu autonom und sein Geist zu frei.

Die letzten Jahre müssen für ihn die Hölle gewesen sein. Trotzdem lassen mich die Umstände seines Todes verzweifeln. Er war so ein lieber Junge und ist im Glauben daran gestorben, ganz allein auf der Welt zu sein. Er war nie allein. Aber am Ende muss es sich so für ihn angefühlt haben. Er wollte ja noch Hilfe und hat Anna angerufen. Für ihn ist sie wohl nicht schnell genug gekommen.

Roberto, ein lieber Freund und Betroffener aus dem Internet schrieb mir damals:

„Der Erkrankte feindet sich mit sich selber an und strahlt diese Feindschaft auf alle und alles zurück, was außerhalb von ihm ist. Er hat zu viele Gedanken und sitzt in dem Karussell der Gedanken, obwohl er erwachsen ist und gar nicht Karussell fahren will. Die Feindschaft ist eine Art Halluzination, die aber leider für den Betroffenen echt ist. Auch wenn die Erkrankten ihre nächsten Mitmenschen verantwortlich machen für ihre jeweils momentanen Missstän-

de, der Identifikation mit dem alles beherrschenden Wahn, dann heißt es nicht, dass sie keine Mitmenschen brauchen, so wie Feuer einen Brennstoff braucht!"

Ich habe angefangen Bücher über Nahtoderlebnisse zu lesen. Wie es vielleicht nach dem Tod weitergehen mag. Ohne die würde ich es nicht aushalten. Während ich lese, werde ich getröstet. Leider kann man mit niemandem darüber reden. Ich treffe nur auf flackernde Augen und betretenes Wegschauen. Wenn es hilft, soll man es mir doch lassen. Ob es ein Leben nach dem Tod gibt, kann keiner wissen. Jetzt hilft es mir und wenn es bei meinem Tod nicht so sein sollte, ist es auch egal.

Die gleichen oder ähnlichen Erlebnisse der Autoren streicheln meine Seele. Sicherlich habe ich auch meine Zweifel, aber der Trost überwiegt in dieser Zeit.

Leider gibt es für Suizidhinterbliebene sehr wenige Bücher.

Immer wieder habe ich Heulanfälle, aber ich kann nichts dagegen tun. Überall in der Bahn, beim Einkaufen, im Kindergarten bei meinem

Enkel.

Es ist alles so sinnlos. Was soll ich hier? Mein Sohn ist tot. Es nützt auch nichts, dass ich noch andere Kinder und Enkelkinder habe. Mich erschreckt das selber. Ich habe Roman doch nicht mehr geliebt als die anderen?

Mich erfasst immer wieder ein starker Sog des Nachfolgenwollens.

Ich möchte immer und überall über Roman reden. Aber die Menschen in meiner Umgebung gehen mir aus dem Weg. Ich verbreite Unglück. Ich bin eine Hexe. Bleib uns fern. Wir wollen nichts über dein Unglück hören. Sonst trifft es womöglich unsere Familie.

Am Anfang verlasse ich das Haus nur mit gesenktem Kopf. Später werde ich wütend. Ich würde am liebsten schreien: „Passt nur auf in eurer Selbstgefälligkeit. Es kann euch genau das Gleiche passieren.“ Ich bleibe natürlich still.

Nun versuche ich meinerseits, Augenkontakte zu meiden. Es gibt kaum jemanden, der mich auf meinen Sohn anspricht. Nur eine Nachbarin hat sich mir mit ihrem Fahrrad in den Weg gestellt und nach Roman gefragt. Ich war erstaunt, aber es hat mir gut getan. Keine Verurteilung zu spüren, sondern echtes Mitgefühl.

Ich bin doch kein Monster.

Mein Sohn hatte eine gute Kindheit. Fehler machen alle.

Trotzdem springen nicht alle vom Hochhaus.

Vielleicht war die Liebe zu tief und das Gefühl des Verlassenseins dann zu groß? Das Loslösen zu schwer? Hab ich ihn zu sehr an mich gebunden? Hab ich ihn nicht erwachsen werden lassen? Ihn erdrückt mit meiner Fürsorge?

Livia gibt mir in dieser Zeit viel Kraft. Sie ist nur 10 Monate jünger als Roman und beteuert immer wieder, was für eine gute Mutter ich bin.

Anna hält sich meist bei einer Freundin auf. Sie erträgt wahrscheinlich die Atmosphäre zu Hause nicht.

Was Zenon macht, weiß ich nicht. Es ist mir auch egal.

Meine Mutter war immer noch nicht hier. Ich hatte sie gebeten, von Besuchen abzusehen, aber würde ich mich als Mutter daran halten?

05.07.2012

ROMANS BEERDIGUNG

Der Tag beginnt, als ob wir uns für eine Hochzeit fertig machen würden. Voller Trubel, Organisation, perfektes Aussehen. Alles soll stimmen.

Wir holen die vorbestellten Blumen ab und nehmen eine Bekannte und ihren Sohn mit in unserem Auto zur Beerdigung.

Es sind schon viele Leute da auf dem Friedhof. Ich habe den Beginn der Feierstunde eine halbe Stunde eher auf der Traueranzeige angegeben. Auch hier fühle ich mich als unbeteiligter Organisator. Ich möchte nur, dass alles perfekt ist. Es soll eine schöne Beerdigung für Roman werden.

Bei einer Musik ist der Anfang zu leise. Um seinen Fehler wieder gutzumachen, lässt der Friedhofsmitarbeiter die Musik noch einmal laufen. Ich breche das aber ab. Zweimal das gleiche Lied geht gar nicht.

Der kleine Film für Roman ist gut geworden. Ich stelle ihn ins Internet:
https://www.youtube.com/watch?v=AHOW3bUgri8
Es soll etwas von meinem Sohn bleiben.

Jemand hat ein kleines Kind mit zur Feier gebracht. Es brabbelt die ganze Zeit. Das stört mich.

Sonst ist alles so, wie ich es mir vorgestellt habe.

Mein Bruder Peter spricht die von uns beiden ausgearbeitete Rede. Zu dem Gleichnis steht er nicht. Mir hat es sehr gut gefallen in dieser Situation. Es war ein Trost.

Die Rede beginnt mit diesem **Gleichnis**:

Es geschah einmal, dass in einem Schoß Zwillingsbrüder empfangen wurden. Die Wochen vergingen und die Knaben wuchsen heran. Sie begannen, ihre Welt zu entdecken und die Nabelschnur, die sie mit der Mutter verband. Als aber schon Monate vergangen waren, bemerkten sie plötzlich, wie sehr sie sich verändert hatten.

„Was soll das heißen?", fragte der eine.

„Das heißt, dass unser Aufenthalt in dieser Welt bald zu Ende geht", sagte der andere.

„Aber ich will gar nicht gehen", sagte wieder der Erste.

„Wir haben keine Wahl", entgegnete der andere. „Vielleicht gibt es ja ein Leben nach der

Geburt."

„Aber wie soll das gehen, wenn wir unsere Lebensschnur verlieren?", fragte wieder der Zweifelnde. „Und außerdem hat nie jemand diesen Mutterschoß verlassen und ist wieder zurückgekommen, um zu sagen, dass es weiterginge. Nein, die Geburt ist das Ende!" Er fiel in tiefen Kummer und sagte: Wenn die Empfängnis mit der Geburt endet, welchen Sinn hat dann das Leben im Schoß? Womöglich gibt es gar keine Mutter hinter allem!"

„Aber sie muss existieren", protestierte der andere, „wie sollten wir sonst hierher gekommen sein?"

„Hast du je unsere Mutter gesehen?", fragte wieder der Zweifelnde, „vielleicht haben wir sie nur erdacht, um unser Leben besser zu verstehen!"

Und so waren die letzten Tage im Schoß der Mutter voller Angst und Fragen. Schließlich kam der Moment der Geburt. Als die Zwillinge ihre Welt verlassen hatten, öffneten sie ihre Augen. Sie schrien vor Freude. Was sie sahen, übertraf ihre kühnsten Träume.

Grabrede für Roman

Liebe Karin, lieber Zenon, liebe Livia, liebe Anna, und all ihr, die ihr gekommen seid, um Abschied zu nehmen, einen allerletzten Abschied von Roman, Roman Karczewski, der viel zu jung von uns gegangen ist. Hier passt auf merkwürdige Weise die etwas pathetische Umschreibung des Todes.

Mit Roman verlieren wir einen Sohn und Bruder, aber auch einen Enkel, Neffen, Cousin, Onkel, Schwager und Freund.

Meine letzte Begegnung mit Roman liegt weit zurück. Das sage ich mit Scham, obwohl oder gerade weil mir einige Entschuldigungen für diesen Umstand zur Seite springen wollen. Von wenigen kurzen Begegnungen abgesehen, erlebte ich Roman vor neunzehn und vor zwanzig Jahren bei Urlauben an der Ostsee und im Garten. Ich denke mit warmem Gefühl an die Abende in Wieck, als die Kinder im Bett Falladas Geschichte vom frechen Dachs Fridolin lauschten. Ich erinnere mich eines Jungen, der aufgeweckt und neugierig und fantasievoll war und dabei feinfühlig und – was bei diesem zarten Alter nicht oft in dieser Weise zu beobachten ist – auch ungewöhnlich einfühlsam.

Roman, der morgen in einer Woche, also am 13. Juli 29 Jahre alt geworden wäre, besuchte damals die Grundschule in Dresden.

Seine Kindheit verbrachte er in enger Vertrautheit mit seiner zehn Monate jüngeren Schwester Livia. Da er ihren Namen lange nicht aussprechen konnte, nannte er sie immer meine Ichia. Sie waren damals unzertrennlich und einer der Beschützer des anderen.

Sehr gern und oft besuchte Roman seine Omi Eva in Bautzen. Auch seine Babcia Justinka hatte er als Kind sehr lieb.

Zu dieser Zeit hatte er viele Freunde, verbrachte viel Zeit mit seinen Cousins, ging gern Bergsteigen mit seinem Papa und erlernte das Gitarrenspiel.

Wegen der sehr guten schulischen Leistungen in der Grundschule besuchte Roman später das Marie-Curie-Gymnasium in Dresden.

Die Schulzeit beendete er mit erfolgreichem Abschluss der Realschule.

Immer auf der Suche nach der besten zu ihm passenden Ausbildung fing er verschiedene

Schulen und Ausbildungen an und entschied sich dann doch erst einmal dafür, mit Aushilfsjobs die richtige Lebensrichtung für sich zu finden. All diese Bemühungen waren schon damals mit großen Zweifeln, Gedankenkreisen und Ängsten verbunden.

Romans Sprachkenntnisse waren ungewöhnlich. Er sprach Polnisch, Spanisch und sehr gut Englisch.

In den Jahren 2003 bis 2004 besuchte er mit seiner Schwester Livia Mittelamerika, um seine Sprachkenntnisse zu verfeinern. Auch dort konnte er keine Ruhe und Freude finden.

Nach seiner Rückkehr entschied sich Roman für einen sozialen Beruf. Nachdem er in Dresden die Fachhochschulreife erworben hatte, war es ihm möglich, ein Studium im Bereich Wirtschaftsingenieurwesen an der Fachhochschule Lausitz in Senftenberg aufzunehmen, das er kurz vor Erwerb des Bachelors wegen des endgültigen Ausbruchs der Krankheit im Sommer 2011 stressbedingt abbrechen musste.

Wir wissen, dass Roman viele Medaillen beim Jugendtennissport holte. In letzter Zeit spielte er im Studentensportverein Basketball.

Seine 1996 geborene Schwester Anna brachte noch einmal Sonnenschein in sein Leben. In ihrer Nähe war er immer entspannt. Oft lachten sie miteinander.

Wie die meisten Jugendlichen verbrachte er viel Zeit am Computer.

Gern las er Bücher von Steven King, aber auch philosophische Abhandlungen.

Er liebte den Urlaub am Meer und seine Trainingsläufe im Wald mit dem Familienhund Bella.

Viele Spaziergänge führten ihn mit Anna durch die Elbwiesen.

Er mochte die Neustadt, und er mochte es, dort mit den beiden Freunden Stephan und Robert abzufeiern.

Eine sehr enge Verbindung hatte er zu seinem Neffen Luis, mit dem er viel Zeit in Weixdorf verbrachte.

Das Laufen wurde ihm in den letzten fünf Jahren zur Leidenschaft. In der Königsdistanz, dem Marathon, lief er die beachtliche Zeit von 3 Stunden 5 Minuten und 10 Sekunden, worauf er mit Recht sehr stolz war.

In den letzten fünf Jahren verbrachte er noch viele Läufe an der Seite seines Vaters und konnte damit die für ihn wichtige Anerkennung finden.

Wir alle haben wohl mehr oder minder die Erfahrung gemacht, dass nirgends so viel gelogen und verschwiegen wird wie auf Friedhöfen. Wir müssen uns dieser Tradition nicht anschließen, zumal es, davon bin ich überzeugt, nicht in Romans Sinn wäre. Aus Romans Tod ergeben sich aus meiner Sicht zwei Vermächtnisse. Eines davon mahnt uns an unsere Wachsamkeit gegenüber den auslösenden Gefahren und den Symptomen dieser Krankheit, um den Nachgeborenen – wenn möglich – Romans Schicksal zu ersparen.

Darum lasst mich hier auch über die Krankheit sprechen. Denn bei allem, was wir wissen, kann kein Zweifel bestehen, dass Roman dieser Krankheit zum Opfer gefallen ist, eine Krankheit, die auch eine erbliche Komponente hat, und deren wichtigste Auslöser die Medizin durch hundertjährige Forschung und Erfahrung nennen kann. Schizophrenie ist der Name dieser Krankheit, der selbst oder gerade von gebildeten Menschen ganz und gar falsch übersetzt und erklärt wird.

Es gibt wohl keine Familie, die die Tatsache der Erkrankung in ihren Reihen ohne Widerstand hinnimmt, was leider immer wieder dazu führt, dass über die Tatsache ein Mantel des Schweigens oder der Selbsttäuschung gebreitet wird. Dabei ist die Krankheit alles andere als selten. Und auch wenn sie sich bis heute nicht heilen lässt, so kann man vielen Betroffenen mit entsprechenden Medikamenten und was in Deutschland noch viel zu schleppend praktiziert wird, mit guten Gesprächstherapien zu einem halbwegs lebenswerten Leben verhelfen, je wirksamer, je früher man mit der Behandlung beginnen kann, was voraussetzt, dass man die Anzeichen der Krankheit erkennt und der Betroffene frühzeitig mit seinen Ängsten nicht allein gelassen wird.

Bei Roman nahm die Krankheit den denkbar schlimmsten Verlauf, und das meine ich nicht hinsichtlich des tragischen Todes, sondern hinsichtlich des Leidens, das diesem monate- und jahrelang vorausgegangen ist. Die Wahnsymptomatik, die mit dieser Krankheit einhergeht, richtete sich bei Roman gegen alle und alles, was ihm hätte helfen können. Das ist besonders tragisch für jene, die ihn am meisten geliebt, die sich am stärksten um ihn gesorgt haben. Es bedarf schon viel Fantasie und Einfühlungsvermögen, um deren Leid zu erahnen.

Roman wusste durch eigene Recherche, wie ein Leben mit starken Medikamenten in seinem Fall ausgesehen hätte, und er wollte diese für uns unvorstellbaren Einschränkungen des gesamten Lebens nicht hinnehmen.

Die krankheitsbedingte Veränderung in Romans Wesen war ein schleichender Prozess, und keiner kann sagen, wann genau er begonnen hat, was alles an Romans Äußerungen ihm zuzuordnen ist. Über eines aber sollten wir gewiss sein: Romans Denken und Handeln im letzten Jahr stand ganz und gar unter dem Einfluss der alles überschattenden Wahnsymptomatik.

Roman hat sich geschämt, mit dieser Krankheit in Verbindung gebracht zu werden, und die Umwelt hat es ihm nicht leicht gemacht, sich dieser Krankheit zu stellen, die in unserer Gesellschaft einfach mit einem zu hohen Stigma behaftet ist. Gerade dieses Sich-dagegen-Wehren, hat ihn immer mehr in einen unvorstellbaren Wahnstrudel gegen seine Lieben getrieben, der für ihn am Ende nicht mehr auszuhalten war, weil er im Leben immer Frieden mit seinen Mitmenschen haben wollte.

Roman hat sich dem enormen Leidensdruck,

den nachzuempfinden uns nicht möglich ist, entzogen, in dem er das Kostbarste opferte, weil es für ihn offensichtlich allen Wert verloren hatte. Ich habe von jeher Hochachtung vor dem Entschluss, das Leben aufzugeben, um einen Schmerz oder eine Verzweiflung loszuwerden, weil sie unheilbar und unbezwingbar erscheinen. Der Freitod war lange ein Tabu, und er wird auch heute als Thema gescheut, weil er für uns "Normale" eine oft unvorstellbare extreme Handlung darstellt. Das "Normale" hat eine natürliche und aus dem Natürlichen heraus durchaus verständliche Abneigung gegen alles "Abnorme". (Wobei die Begriffe „normal“ und „abnorm“ immer in Gänsefüßchen zu setzen sind.) Hier ist auch noch heute Aufklärung wichtig, die keiner so wirkungsvoll leisten kann, wie die Betroffenen!

Und wer im Zusammenhang mit dem Freitod das Wort "Todsünde" in den Mund nimmt, disqualifiziert sich selbst. Das halte ich – offen gestanden – nur noch bei Menschen mit sehr fundamentalistischer Weltanschauung für möglich.

Hier habe ich bisher nur erlebt, wie sich viele Betroffene bemühen, die Trauernden zu trösten, sie in den Arm zu nehmen, um geduldig diese Schuldgefühle zu bezwingen. Karin, ich bin mir sicher, dass es auch in dieser Familie nicht anders sein wird.

Schuldgefühle entspringen zumeist der Vorstellung und dem Wunsch, dass man in einer Situation auch anders hätte handeln können. Das ist nach meiner Überzeugung ein Irrtum. Unsere Fähigkeit, mehrere Möglichkeiten zu denken, ändert nichts an der Tatsache, dass es immer nur eine Wirklichkeit gibt, die nicht anders sein kann, als sie ist. Wir handeln nach unserem Willen, der gerade darum nicht frei ist, weil er zu uns gehört, Teil unseres Wesens ist. Wir alle haben Fehler gemacht. Und hier rede ich nur von jenen Fehlern, die wir uns selbst eingestehen, weil wir hernach klüger oder erfahrener geworden sind. Wir alle bereuen Worte, Gesten, Handlungen. Ich weiß, bei Euch, die Ihr Roman besonders nahe gestanden habt, werden diese Gedanken nicht sehr tröstlich sein. Noch nicht. Eure Gedanken werden noch lange bis in die Träume hinein versuchen, die Kausalität, die zwingende Abfolge der Geschehnisse zu durchbrechen, Zeitläufe zurückzudrehen, um – vergeblich – der Wirklichkeit ihren schweren Fehler begreiflich zu machen.

Aber zum Leben gehört auch, sich immer wieder mit der Wirklichkeit zu versöhnen. Denn Leben ist darum das größte Geschenk, weil es uns an der Wirklichkeit teilhaben lässt für die Jahre, die wir Gast sein dürfen in dieser wunderbaren Welt.

Bei allem Gram und Zorn über den Lauf der Dinge sollten wir immer wieder bedenken, dass schon der Versuch, Roman vor dem frühen Tod zu bewahren, zu einer unberechenbaren Forcierung des Leidensdrucks bei Roman geführt hätte mit ebenso unabsehbaren Folgen. Hätte sich Roman diesem Leidensdruck in ähnlicher Weise entzogen, würdet Ihr Euch – Karin und Zenon – nicht minder schmerzliche Vorwürfe machen. So gesehen dürfen wir auch – und ohne den Gefahren des Selbstbetrugs zu erliegen – von einer Selbstbefreiung sprechen, der Selbstbefreiung eines Geistes, der frei sein wollte, der nicht am Rande der Gesellschaft leben wollte mit allen Beschränkungen der Krankheit.

Romans Kampf in die Welt vor beinahe 29 Jahren dauerte nur ein halbe Stunde; der Weg aus einem für ihn schmerzvollen Leben zog sich über mehrere Stunden hin …

Meine Lieben, ich möchte nicht enden, ohne jenen meinen großen Respekt und meine Hochachtung zu versichern, die tapfer den Schmerz der Trauer tragen. Karin und Zenon, es gibt für Eltern nichts Grausameres, als ein Kind zu verlieren, noch dazu unter diesen Umständen …

Livia, Du warst in den letzten Augenblicken seines Lebens bei deinem Bruder und hast ihn in Deinen Armen gehalten, in der Hoffnung, er sei auf seinem letzten Weg doch nicht ganz allein. Das gab und gibt dir jetzt wohl die Kraft, so umsichtig in diesen schweren Stunden wirklich aufopferungsvoll für Deine Familie da zu sein.

Anna, Du warst die letzte, die Roman noch in seiner Nähe geduldet und der er vertraut hat. Dir gebührt großer Dank für das, was Du in den letzten Monaten geleistet hast, und Du hast allen Grund, darauf sehr stolz zu sein. Es muss für Deine junge Seele eine entsetzlich schwere Last gewesen sein, den Bruder so verändert zu sehen und ihm nicht helfen zu können (Ich kann mir vorstellen, dass Du Dich mit Deiner Mutter oft sehr allein gelassen gefühlt hast.)

Ich wünsche nichts sehnlicher, als dass Du unter

all diesen Bedrückungen keinen Schaden genommen hast und Du möglichst bald wieder unbeschwert wirst lachen können. Wenn ich Dich anschaue, weiß ich, dass das Leben noch viel Wunderbares für Dich bereithält.

Liebe Karin, lieber Zenon, liebe Livia, liebe Anna, möge es Euch gelingen, möglichst rasch aus dem Zustand ohnmächtiger, erdrückender Trauer in jenen der beherrschten, tätigen Trauer zu finden.

Meine Lieben, ich sprach vorhin von zwei Vermächtnissen, die sich mir aus Romans Tod ergeben. Bleibt mir noch, das zweite zu benennen. Es mahnt uns – bei aller Trauer – zur Dankbarkeit für das Leben, das uns selbst mit Krankheiten dieser Art verschont hat, und uns darum im Besonderen die Pflicht auferlegt, ein freudvolles, glückhaftes Leben zu leben.

Die Schatten sind heute groß.

Die Tatsache, nicht über Schatten springen zu können, sollte uns nicht dazu verführen, dem Schatten gram zu sein oder gar der Sonne aus dem Weg zu gehen.

Die folgenden Worte wollte ich für Roman am Grab sprechen, habe es dann aber nicht geschafft. Ich hab sie ihm in einem Brief geschrieben:

Lieber Roman,

ich habe dir nichts zu verzeihen, weil ich dir zu keinem Zeitpunkt böse war. Ich wusste, dass du in den letzten Monaten nicht mehr mein Roman warst und dass du auch nicht so sein wolltest. Ich muss dir noch sagen, wie gut du immer für mich warst.

Du hast mit deiner Geburt meinem Leben erst einen Sinn gegeben und wir haben zusammen gute, liebevolle Jahre in der Kindheit und Jugend gehabt. Manchmal war ich dir vielleicht nicht die Mutter, die du mit deinem feinsinnigen und sensiblen Charakter verdient gehabt hättest und ich hätte die Anzeichen nach der Pubertät ernster nehmen müssen, aber ich habe dich immer geliebt und hätte auch mein Leben dafür gegeben, dass du gesund und glücklich hättest sein können.

Ich werde dich immer in meinem Herzen behalten. Auf den Glitzerhut, den du mir immer versprochen hast, werde ich jetzt wohl verzichten müssen ...

Ich hoffe so sehr, dass es dir gut geht, dort wo du jetzt bist. Und eines Tages werden wir uns wieder sehen. Daran glaube ich ganz fest.

Ich liebe dich.

Deine Mama

Ich glaube an ein Weiterleben von Roman, in welcher Materie auch immer und ich habe seit Romans Tod bereits viele Zeichen von ihm erhalten, die mir sein Verzeihen signalisiert haben und mit denen er auch um meine Entschuldigung gebeten hat.

Beim Blumenstreuen am Grab habe ich keine tiefer gehenden Gefühle. Es ist kein naher Angehöriger, an dessen Grab ich stehe. Nichts verbindet mich hier mit Roman.

Später gehe ich gern zu ihm auf den Friedhof. Ich weiß, dass er nicht da ist. Aber die Pflege des Grabes gibt mir das Gefühl, noch etwas für ihn tun zu können.

Nach dem feierlichen Einlassen der Urne an der Grabstelle verabreden wir uns zu einem kleinen Essen in einer nahe gelegenen Waldgaststätte.

Ich unterhalte mich viel mit Uwe, einem alten Freund aus Kindertagen. Auch dass die engen

Freunde von Roman, Stephan und Robert gekommen sind, bedeutet mir sehr viel. Man könnte meinen, es handelt sich um einen Geburtstag. Auch jetzt fühle ich mich eher neben mir stehend. Als ob ich nicht diese Person bin, die zu viel raucht, zu viel trinkt und sogar ab und an lacht.

Ich kümmere mich um niemanden. Weder um meine Tante und deren Familie, noch um die Familie von Zenon, die doch extra von weit her gekommen sind. Es ist mir völlig egal, welchen Eindruck ich mache. Die Leute an sich sind mir egal.

Mein Bruder Roland bezahlt von sich aus das Essen nebst Umtrunk. Er weiß wohl, wie teuer die ganze Beerdigung schon für uns war. Ich bin ihm sehr dankbar dafür.

Abends treffen wir uns alle bei uns zu Hause. Nur die Gäste von weiter her und meine Mutter kommen nicht mehr. Es wird viel gestritten.

Roland gerät mit einem Neffen verbal aneinander. Der ist meinem Bruder gegenüber aber auch immer sehr respektlos. Die Stimmung ist sehr aggressiv.

Es fängt an stark zu regnen und zu gewittern. Dunkle, schwarze Wolken sind am Himmel. Wir können nicht auf der Terrasse bleiben. Ich möchte weg von dem Gezeter. Es fühlt sich an wie bei einer normalen Feier.

Roman ist doch gestorben.

Alle sind so laut. Es wird gelacht.

Ich gehe mit Luis an die Luft. Wir kommen bei Joseph, ein paar Häuser weiter, vorbei. Er und seine Frau bitten uns herein. Sie sind sehr freundlich und herzlich. Diese Atmosphäre beruhigt mich.

Nach einer Weile läuft Luis nach Hause, um Bescheid zu sagen, wo wir bleiben. Zenon will mich abholen und bleibt dann mit da. Wir reden da bestimmt zwei Stunden bei viel Rotwein über Roman. Es tut so gut, über ihn sprechen zu können. Joseph kennt ihn gut von den Läufen. Er mochte ihn sehr.

Zu Hause herrscht eine merkwürdige Stimmung. Alle trinken und reden laut. Dann weiß ich nichts mehr. Ich falle in einen gnädig, alles vergessenden Schlaf.

07.07.2012

Ich betäube mich mit Musikhören. Schwere, traurige Musik, bei der ich weinen muss. Die gleichen Gedanken kreisen immer wieder in meinem Kopf.

Warum hat er die Tür nicht aufgemacht, als Anna davor gestanden hat. Eine ganze lange Stunde.

Warum hat er nicht überlebt. Es überleben Menschen aus viel größerer Höhe.

Warum habe ich ihn nicht retten können.

Warum habe ich ihn nicht beschützt.

Warum war ihm der Tod lieber, als bei uns zu sein.

Er hatte immer große Angst vor Schmerzen.

Warum musste er diesen schmerzhaften, brutalen, blutigen Weg wählen.

Immer wieder drehen sich meine Gedanken um seine letzten Stunden. Es muss alles rückgängig gemacht werden. Es kann einfach nicht sein. Ich würde alles geben. Alles. Mein Leben.

So macht alles keinen Sinn mehr.

Meine Gedanken kennen nur einen Inhalt. Roman. Roman. Roman. Nichts anderes hat Platz. Nur er ist in meinem Kopf.

Früher habe ich diese Aussage für Kitsch gehalten. Aber sie stimmt. Die Welt hat alle Farben verloren.

Ich schleppe mich von Tag zu Tag. Es gibt keine Freude mehr. Alles ist leer. Niemand dringt wirklich zu mir durch.

Mich peinigt der Gedanke, wie schrecklich einsam er in den letzten Monaten gewesen sein muss. Ich wusste es. Aber er hat mich nicht mehr an sich herangelassen. Er wollte mich nicht mehr sehen. Obwohl ich viele Jahre seine wichtigste, einzige Vertrauensperson gewesen bin.

Jetzt war ich sein Feind.

10.07.2012

Heute war ich zu einem Abschlussgespräch bei dem Arzt aus der Notaufnahme. Er hat Roman als letztes behandelt.

Er hat mir lange alles sehr genau erklärt. Er hat sich wirklich Zeit für mich genommen.

Roman war auf die Seite gefallen und dadurch war das Herz angerissen. Trotzdem hat es noch über eine Stunde geschlagen. Dann ist es einfach stehen geblieben. Die Ärzte dachten schon, er könnte es schaffen.

Irgendwie war es tröstlich für mich, den Menschen zu treffen, der zuletzt bei meinem Sohn gewesen war.

12.7.2012

Es schmerzt jeden Tag mehr.

Mein Mann wird immer mehr von seinem schlechten Gewissen zerfressen. Wenn er einen schmerzlosen Weg wüsste, würde er Schluss machen, glaube ich. Ich kann ihm nicht helfen. Damals hat er mir auch nicht zugehört. Im Moment muss jeder für sich einen Weg finden, oder auch nicht.

Vier Tage vor seinem Tod ist Roman Marathon in Dresden gelaufen. Ich habe das Bild im Internet gefunden. Mit kaputten Laufschuhen und verschiedenfarbigen Socken.

Da sah er nicht mehr wie er selbst aus. Sein Wahn hatte ihn schon so zerfressen. Aber keiner wollte das wahrhaben. Was muss er zuletzt gelitten haben …

13.7.2012

Roman wäre heute 29 Jahre alt geworden. Ich habe ihm seinen Kuchen gebacken, wie jedes Jahr. Er hat sich immer auf seinen Geburtstag gefreut und auf den Kuchen. Erdbeertorte musste es sein. Darauf hat er Wert gelegt.

Dann sind wir auf den Friedhof gefahren und haben die verblühten Blumen von den Kränzen weggeräumt. Wir haben ihm neue Blumen hingestellt.

Am Tag der Beerdigung hatte ich ihm ein kleines orangefarbenes Steinherz an den Grabstein gehängt. Das war weg. Alle anderen kleinen Beigaben, von wesentlich höherem Wert waren noch da.

Vielleicht war das ein Zeichen von Roman? Für mich. Das Herz von mir für ihn. Wie gern würde ich es glauben.

14.07.2012

Mir gehen die Bilder seiner letzten Stunden nicht aus dem Kopf.

Warum hat er Anna angerufen und dann die Tür nicht aufgemacht?

Wollte er uns testen, ob wir ihn noch lieben. Hatte er dann kein Vertrauen mehr zu Anna, weil sie erst zwei Stunden später kam?

Hat er mich kommen gesehen oder Livia?

Ich hoffe so sehr, dass es noch etwas nach dem Tod gibt, damit er nicht in solch unbegreiflicher Unversöhnlichkeit gestorben ist.

Für mich ist es schwer auszuhalten. Diese Brutalität am Ende ist nicht zu fassen.

20.07.2012

Wollte er es wirklich tun?

Warum hat er die Tür nicht aufgemacht? Er hätte noch gerettet werden können. Der Notarzt wäre gekommen und hätte den Blutverlust ausgleichen können.

Wusste er, dass er dann monatelang nicht mehr aus der Psychiatrie rausgekommen wäre? Schon von Amtswegen. Nach einem Suizidversuch wird man automatisch in eine Psychiatrie eingewiesen. Ist er deshalb noch gesprungen? Um es wirklich endgültig zu machen?

Den ganzen Tag über drehen sich diese Fragen in meinem Kopf. Immer wieder zu diesem Punkt, wo ich hätte noch etwas tun können. Ich bin sehr angespannt.

27.07.2012

Ich habe die Todesbilder immer und immer wieder angekuckt und ich hoffe, dass er seinen Frieden gefunden hat. Er wirkt so ruhig auf den letzten Bildern.

Ich muss dauernd weinen und bin sehr aggressiv anderen gegenüber.

Die Blicke der Leute sind kaum auszuhalten. Was mag da nur vorgefallen sein in dieser Familie. Vielleicht sind alle auch nur unbeholfen und wissen nicht damit umzugehen.

Trotzdem, das Verschweigen macht es nicht besser. Gern würde ich über Roman reden. Aber man geht mir aus dem Weg.

Habe seit 4 Tagen unbeschreibliche Schmerzen im Knie. Ich war schon bei zwei Ärzten. Niemand kann etwas finden. Es soll sich um psychosomatische Schmerzen handeln. Es tut aber trotzdem höllisch weh.

Am Wochenende habe ich es vor Schmerzen nicht mehr ausgehalten. Der Arzt in der Notaufnahme hat mich angeschaut, als ob ich nicht ganz klar im Kopf wäre. Warum ich ohne Befund die Notaufnahme behellige. Ich kann kaum liegen. Dann schmerzt es am meisten.

Sind die Schmerzen ein Ventil, um den seelischen Schmerz aushalten zu können?

Roman war so ein lieber Junge und ist im Glauben daran gestorben, ganz alleine auf der Welt zu sein. Es war ja nicht so, aber er muss es so empfunden haben. Er wollte noch Hilfe und hat Anna angerufen, aber für ihn ist sie wohl nicht schnell genug gekommen.

Beim Sprung hatte er seine Bestzeitmedaille um den Hals. War die für meinen Mann gedacht? Roman hat sich nie richtig angenommen von ihm gefühlt. Zenon hat sein Bestes gegeben. So wie er es eben konnte. Für Roman war es wohl nicht genug.

10.08.2012

Ich hatte die Wohnung für Roman recht gemütlich eingerichtet. Beim Ausräumen ist mir aufgefallen, dass alle Bilder, Vorhänge, Schranktüren nicht mehr da waren.

Auch einen großen, wuchtigen Schrank hatte er abgebaut und alles weggeschmissen.

Der Teppich war weg. Kann es sein, dass davon eine Bedrohung für ihn ausging?

Als er noch zu Hause wohnte, hat er immer den Fernseher abgehängt. Er mochte die Spiegelung des abgeschalteten Bildschirms nicht.

Kann es sein, dass er in mir ein optisches Monster sah und nicht mehr die Mutter? Bei unserer letzten Begegnung hat er mich gefragt, warum ich immer so mit einer Hexenfratze grinsen würde. Ich habe da geweint und nicht gelacht.

Kann es sein, dass Stimmen ihm befohlen haben, sich zu töten? Er war doch so sehr schmerzempfindlich.

Warum dieses blutige Ende?

21.08.2012

Ich bin seit drei Wochen ganz alleine im Haus und habe viel Zeit, über alles nachzudenken. Die völlige Einsamkeit ohne andere Menschen tut mir gut.

Ich höre Musik und rauche.

Ich esse immer noch sehr wenig.

Ich sitze auf der Terrasse im Sessel und schaue in den Himmel.

Ich warte auf ein Zeichen von Roman.

Warum kommen keine Zeichen. Bin ich nicht bereit?

Ich schaue mir Bilder und Aufzeichnungen von damals an.

Die Bindung, die wir hatten, war vielleicht zu eng in der Kindheit? Hat er sich zu schnell groß fühlen müssen. Roman war damals 13 Jahre alt, als seine kleine Schwester Anna geboren wurde. Dass er sich da gerade in der Pubertät befand, habe ich nicht wahrgenommen.

Die Schwangerschaft mit Anna war voller Komplikationen. Also habe ich ihn zwangsläufig unbewusst aus meinem engen Kreis entlassen. Angesichts des neuen Babys schien das auch ganz normal. Und wie hat er sein Schwesterchen geliebt. Er war ganz gelöst in ihrer Nähe.

Mich hat er viel zu ernst in allem genommen. Er hat Gesten, Mimik und Aussagen von mir total überbewertet. Ich war ihm wohl sehr wichtig. Das stand im letzten Gutachten über ihn, was während der Psychose angefertigt wurde.

Vielleicht hat er sich am Ende deshalb so allein

gefühlt. Erst hatte er meine ganze Liebe und Aufmerksamkeit und auf einmal war er so gut wie sich selber überlassen. Ich hatte damals den Eindruck, er ist gern draußen mit seinen Kumpels. Jedenfalls hat er sich nie über mangelnde Aufmerksamkeit beschwert.

In mir hat sich ein ungeheurer Druck aufgebaut. Ich fange an, mich in die Oberschenkel zu ritzen. Lange, blutige Streifen. Ich möchte so den Schmerz von Roman nachempfinden. Es bringt aber auch kaum Erleichterung.

30.08.2012

Die Einsamkeit war schlimm für meinen Sohn, obwohl er uns ja nicht mehr sehen wollte. Ich mache mir große Vorwürfe.

Roman hat sein Leben wohl nicht mehr lebenswert empfunden.

Vielleicht hat ihn eine höhere Macht zu sich geholt?

Mich lassen die Umstände seines Todes verzweifeln. So ein Ende hat niemand verdient.

13.09.2012

Roman ist so unversöhnlich und im Hass gegangen.

Wenn es nichts mehr danach gibt …

Wie soll ich es aushalten?

Die Richterin, die Roman damals in seinem Zwangseinweisungsverfahren betreut hat, hat mir alle Unterlagen zugeschickt.

Auch das letzte, unabhängige Gutachten von einem Psychiater aus Bautzen war dabei. Es ist schon hart zu lesen, ich hätte als Mutter bei Telefonaten immer aufgelegt und wollte nichts mehr mit ihm zu tun haben. Sicherlich habe ich damals manchmal aufgelegt. Aber nicht, weil er mir egal gewesen wäre, sondern weil er mich oft beschimpft hat und die Gespräche kein Ende nehmen wollten. Er hat mich immer endlos mit sinnlosen, ungerechtfertigten Vorwürfen und Anschuldigungen überschüttet.

Der Gutachter meinte, es wären Tendenzen einer Psychose feststellbar. In Wahrheit war Roman damals richtig drin in einer Psychose. Der Psychiater hatte 30 Jahre Berufserfahrung.

Drei Monate später war Roman tot.

Ich konnte das alles gestern gar nicht zu Ende

lesen und habe die Unterlagen erst mal weggeräumt.

01.10.2012

Ich lese viel über den Umgang mit Trauer. Dann wird das Leben erträglich. Ich versuche zu verarbeiten, über Bilder und meine Aufzeichnungen.

Manchmal denke ich, ich hätte ihn in den Tod getrieben. Dann wieder, dass ich ja alles versucht hätte. So geht es immer hin und her. Ich bin sehr schlapp und müde. Livia will, dass ich nach Spanien komme. Anna und mein Mann wollen, dass ich hierbleibe. Es ist schwer für mich, auszuhalten und zu entscheiden.

Nachdem wir uns anfänglich lange „zerfleischt" haben, ich habe meinen Mann sogar mit einem Messer bedroht, verstehen wir uns jetzt etwas besser so alleine. Ich muss aufhören, ihm die Schuld zu geben. Er hat Roman auch geliebt, eben anders.

Livia kann es in Spanien nicht alleine schaffen mit den drei Kindern. Ihr Nochehemann macht nur Stress. Sie sind getrennt. Sie muss dort

Vollzeit arbeiten und hat niemanden für die Kinder nach der Schule und dem Kindergarten.

Zenon geht es nicht so gut. Er musste und wollte schnell wieder arbeiten und hat dabei nichts verarbeitet. Beim kleinsten Anstoß fängt er an zu weinen. Er hat sein ganzes Leben kaum geweint. Ich habe ihn vor dem Tod von Roman einmal weinen sehen. Jetzt weint er dauernd.

Gestern hab ich bei der Suizidhotline angerufen. Erst kommt man in eine ewig dauernde Warteschleife, dann die Ansage, dass leider alle Plätze besetzt wären und am Ende die freundliche Aufforderung, man solle doch eine Mail schicken.

Die meisten Leute gehen mir aus dem Weg.

Richtig reden kann ich nur mit Sylvia per Mail. Sie ist eine betroffene Mutter aus dem Forum im Internet. Sie hat für alles Verständnis.

Sonst können oder wollen die Leute nicht damit umgehen. Das verstärkt die Schuldgefühle. Es kann jeden treffen, und Roman hatte es gut als Kind und ich habe ihn sehr geliebt.

Livia geht in Spanien zu einem Psychologen, weil sie es nicht mehr ausgehalten hat.

Bei Anna muss ich sehen, wie es ihr geht, wenn

sie aus Spanien wiederkommt.

09.10.2012

Seit 14 Tagen bin ich in Spanien und das Wetter ist mehr als herrlich. Immer noch bis 30 Grad. Manchmal wird es mir fast zu viel mit der Wärme.

Am Anfang hat mich alles hier abgelenkt; das Meer, die Möwen, der Himmel. Aber vor seinen Gedanken kann man nicht fliehen.

Die Wohnung ist sehr schön. Man braucht hier nicht unbedingt ein Haus mit Grundstück. Die Hitze draußen ist oft so unerträglich, dass es in kühlen Räumen besser auszuhalten ist. Meine Haut muss sich erst an die Sonne gewöhnen. Natürlich habe ich mich mal wieder verbrannt. Und das im Oktober.

Livia ist manchmal schwer zu ertragen, mit ihrer alles einnehmenden Art. Sie will nicht über Roman reden. Sie frisst alles stumm in sich rein.

Mir geht's mal so und mal so. Die Vorwürfe verfolgen mich, nicht genug getan zu haben und Roman vielleicht doch in diesen Strudel getrieben zu haben?

So geht das hin und her und macht mich sehr müde. Nach anfänglicher Erleichterung, hier kennt mich niemand und ich erwarte keine unangenehmen Blicke, hat sich die graue, dumpfe Sinnlosigkeit wieder über alles gelegt. Ich würde am liebsten einschlafen und nicht mehr aufwachen. Keiner bedeutet mir etwas. Das erschreckt mich.

Ich möchte die Kinder auf Distanz halten.

Die große Liebe, die mich mit meinem Sohn verbunden hat, konnte ihn auch nicht retten.

Vielleicht kommen Kinder später im Leben doch besser zurecht, wenn man ihnen nicht zu viel Liebe gibt?

14.10.2012

Es geht einfach nur ums Überleben. Ich habe keinen Antrieb und bin sehr müde und schlapp.

Die Kinder sind lieb.

22.10.2012

Immer wenn ich gerade denke, dass es langsam besser wird, bekomme ich wieder einen Heulanfall. Die Trauer ist wie ein wildes Tier, was mich anfällt. Überall und völlig unerwartet.

Ich gehe jeden Tag Schwimmen und das tut mir sehr gut. Es ist immer noch ziemlich warm hier.

Anna und Zenon fehlen mir. Ich vergesse aber auch das Gefühl der Hilflosigkeit nicht, das ich vor Romans Tod hatte. Als ich mich mit meinen Problemen allein gelassen gefühlt habe.

Lieber bin ich für Anna eine Weile abwesend, als nie mehr da zu sein. So ist es im Moment hier besser für mich.

24.10.2012

Besuch bei einem Medium in Alicante:

Ich bekomme den Termin kurzfristig durch Beziehungen eines Freundes meiner Tochter in Alicante. Die Frau stammt aus Amerika und macht einmal im Jahr eine Tour durch Europa, auf der sie Sitzungen mit Verstorbenen abhält. Sie hat meinen Termin vorgezogen, weil es sich um einen Suizid handelt und ich für sie ein Notfall bin.

Das Geld, das sie für die Sitzungen erhält, geht in ihr Hilfsprogramm für afrikanische Waisenkinder. Das sagt sie jedenfalls.

In dem Sitzungsraum kommt uns eine kleine, verhutzelte Frau entgegen. Am Tisch sitzt eine Übersetzerin. Der Raum ist ganz normal ausgestattet und beleuchtet. Die Sonne scheint durch die Fenster. Auf dem Tisch liegt eine Linoleumtischdecke. Kein Hokuspokus, wie man es sich vielleicht vorstellen würde.

Ich soll meinen Namen auf einen Zettel schreiben. Mehr braucht sie nicht. Sie weiß nicht um wen es geht und auch nicht, wen ich kontaktieren möchte. Sie hat keinerlei Informationen über mich.

Mein Vater meldet sich. Ich denke, sie meint meinen Großvater und bin irritiert. Deshalb frage ich nicht weiter nach ihm. Das tut mir später sehr leid, da ich auch Fragen an meinen viel zu früh verstorbenen Vater gehabt hätte.

Das Medium meint, sie hätte mich im Wartezimmer gesehen und würde spüren, dass etwas sehr Tragisches passiert ist.

Dann spricht sie von meiner Mutter. Sie hätte eine sehr schwere Kindheit gehabt und auch ihre Ehe sei, obwohl sie immer darum gekämpft hätte, nicht glücklich gewesen. Sie hätte sich immer ein besseres Leben gewünscht und hätte sich oft auf dem falschen Platz im Leben gefühlt.

An mir sei ihr meine große, tiefe Traurigkeit aufgefallen. Ich hätte in meiner Kindheit immer die Last gespürt, allen alles recht machen zu wollen, um geliebt zu werden. Bereits mit 9 Jahren hätte ich mich nicht wohl in meiner Familie gefühlt, weil es immer Stress gegeben hätte.

Meine Ehe wäre dann auch nicht glücklich gewesen, obwohl ich mich immer bemüht hätte, eine gute Mutter bzw. Ehefrau zu sein. Dass ich mich nie „gut genug" gefühlt habe.

Dann hört sie einen jungen Mann Mama, Mama rufen. Er teilt ihr mit, dass es ihm gut gehe und wir sollten uns keine Sorgen machen. Er würde jetzt viel in der Natur sein und mit meinem Vater, also seinem Großvater angeln. Er mag die Bäume sehr.

Das Medium sieht ihn in einer schwarzen Jacke mit hellen Streifen am Bund. *(genau so eine Jacke hatte er zuletzt immer an)* Die hätte er zu Lebzeiten oft angehabt.

Sie empfängt die Namen Edith und Helmut.

Sein Hals würde ihm jetzt nicht mehr wehtun …

(Er hatte sich die Halsschlagadern aufgeschnitten und wahrscheinlich zuletzt dort große Schmerzen gefühlt)

Er spielt mit einem Schnitzmesser und mit einer Schnur. Das hat er schon als kleiner Junge mit 9 gerne gemacht *(stimmt auch).*

Er hätte es in dieser Welt nicht ausgehalten und sich nicht mehr wohlgefühlt. Alle hätten ihn für krank gehalten, was er aber nicht war. Er konnte in der Welt einfach seine Gedankengänge nicht richtig ordnen. Er hätte nie in diese Welt gepasst. Schon als Kind hätte er das gemerkt. Trotzdem hat niemand Schuld. Es sei seine freie Entscheidung gewesen. Niemand soll sich Vorwürfe machen.

Ich: Warum hat er die Tür nicht aufgemacht, als Anna davor gestanden hat?

Medium: Seine Seele war da bereits weg und wollte nicht zurück.

Ich: War es Zufall, dass er hinter dem Haus aus dem Fenster gesprungen ist, während die Mädchen vorn ins Haus gingen?

Medium: Davon hat er nichts mehr gemerkt.

Ich: Hat die Selbsttötung einen Zusammenhang mit der Begegnung mit seinem Vater am Vortag?

Medium: Das hatte keinerlei Zusammenhang. Seine Seele wollte schon lange weg und er fühlt sich jetzt befreit und niemand hat Schuld.

Ich: Warum hat er seine Schwester Anna noch angerufen, damit sie kommen solle?

Medium: Er wollte in den letzten Augenblicken seines Lebens nicht allein sein. Seine kleine Schwester hat ihm immer unendlich viel bedeutet und er wird jetzt oft in ihrer Nähe sein und versuchen, sie zu beschützen. Er wäre immer sehr gern mit ihr zusammen gewesen.

Das Medium fragt, ob Anna sich Vorwürfe machen würde. Sie meint, dass wäre ganz und gar nicht nötig.

Ich: Hat er noch ein paar Worte zu seiner Schwester Livia gesagt?

Medium: Niemand hat Schuld.

Roman betonte immer wieder, dass ich eine gute Mutter war und er mich sehr liebe. Niemand hätte ihn an diesem Tag abhalten können und wenn es doch jemand geschafft hätte, dann wäre es an einem anderen Tag geschehen.

Er wird jetzt versuchen, mehr für unsere Familie da zu sein und uns bei der Verarbeitung des Schocks zu helfen. Aber es gehe ihm gut bei dem Großvater und er fühle sich jetzt besser als je zuvor.

Dann sagt das Medium noch, er wäre sehr intelligent. Er hätte mein Essen immer sehr gemocht und seine Lieblingsspeise seien Eier gewesen. Und die Art wie ich das Essen für ihn angerichtet hätte. *(Er hat zu Ostern manchmal 10 Eier und mehr am Tag gegessen.)*

Sie möchte mir so gerne meine Schuldvorwürfe nehmen. Ich sei eine starke Frau und Roman würde sich jetzt öfter in unserer Umgebung melden. Das wäre kein Ersatz. Aber so könnten wir wieder mit ihm kommunizieren. Er wäre noch in unserer Nähe und wir sollten fest daran glauben. Es ginge ihm wirklich gut.

Mir hat das Medium sehr gut getan, auch wenn natürlich Zweifel geblieben sind. Aber es hat einfach zu viel gepasst. Das alles mit Statistiken abzutun, finde ich nicht richtig.

Ich möchte gern solch eine Sitzung wiederholen, da ich nicht richtig vorbereitet war. Jetzt bin ich überrumpelt.

Die Beschäftigung mit der Literatur über Nahtoderlebnisse hat mir sehr geholfen. Auch das Buch „Warum hast du uns das angetan?" von Chris Paul. Ich bin fest überzeugt, dass es etwas gibt später nach dem Tod.

29.10.2012

Wenn ich mit Luis am Strand Hand in Hand spazieren gehe, dann äußert er manchmal fast die gleichen Worte wie Roman damals als kleiner Junge.

Er will immer bei mir bleiben und mich nie verlassen und zusammen kaufen wir uns ein Haus und ein Motorrad.

Bei Roman hat die übergroße Liebe vielleicht gerade zu diesem entsetzlichen Ende geführt?

War ich deshalb in Romans Wahnzentrum, weil ich ihm zu viel bedeutet habe?

Für mich geht es zurzeit nur ums Überleben und wenn ich mal länger nicht an Roman denke, und dann erschrecke, wie das sein kann, fällt mich die Trauer wieder umso schlimmer an.

Wie lange ich hier bleibe ist noch nicht klar. Ich weiß, dass Anna und Zenon mich auch brauchen würden, aber jetzt muss ich egoistisch bleiben und an mich denken.

Im kalten, nassen Deutschland kann ich es nicht überleben.

Ich kann es nicht riskieren, den letzten Schritt doch zu tun und damit meine Familie noch unglücklicher zu machen.

Besser sie sind jetzt mal alleine, als für immer ohne mich zu sein. Anna ist 16 Jahre alt und wenn sie in Amerika ein Auslandsjahr machen würde, dann könnte ich dort auch nichts für sie tun.

Mir wäre es egal, wenn ich morgen sterben würde. Früher hatte ich Angst vorm Sterben; diese Angst ist ganz weg.

06.11.2012

Meine Mutter besucht uns für 6 Wochen in Spanien.

Über Roman kann ich mit ihr nicht reden. Sie lenkt immer gleich ab und es scheint sie nicht zu interessieren. Mit ihr ist es, als ob Roman nie existiert hätte. Sie hat nichts verstanden. Ich habe immer gedacht, wir hätten ein gutes Verhältnis. Sie kann mir nicht helfen. Sie meint immer nur, sie könne sich nicht in mich hineinversetzen. Sie hätte das nicht erlebt. Ist das ein Grund? Man kann sich doch wenigstens vorstellen wollen, wie die eigene Tochter sich fühlt. Sie kennt doch auch die Angst um ein Kind. Wenn man in Panik denkt, es ist etwas passiert.

In dieser Situation ist es für mich traurig, eine Mutter zu haben und doch keine.

Ich gehe oft ans Meer und rede mit Roman. Ich stelle ihn mir als eine Möwe vor. Immer wenn ich stehen bleibe, fliegt eine über mir. Einmal hat sich an einer hohen Klippe, auf einem hohen Berg, eine Möwe neben mich auf das Geländer gesetzt. Ganz nah, ohne Scheu.

Livia hat einen netten Mann kennengelernt. Hat Roman den geschickt? Sie ist sehr verliebt und er auch in sie. Wenigstens ein Hoffnungsschimmer.

17.11.2012

Meine Mutter verletzt mich oft mit gedankenlosen Äußerungen. Vorige Woche hat sie gesagt; Anstatt jetzt solches Theater um Roman zu machen, hätten wir uns in den vergangenen Jahren besser um ihn kümmern sollen. Sie kann gar nicht wissen, wie wir uns gekümmert haben. Sie war schon drei Jahre vor Romans Tod nicht mehr bei uns im Haus gewesen.

Ich werde sie wohl nicht mehr ändern.

Ein Gutes hat ihr Aufenthalt; Ich kann mich nicht in meinen verzweifelten Gedanken vergraben.

Als Trauerbegleitung ist meine Mutter völlig ungeeignet. Sie eignet sich gut als Trauerzerstörer. Beide haben keinen Platz im gleichen Raum.

Die Trauer um Roman hat mir gezeigt, dass ich die Menschen in meiner Umgebung in drei Kategorien einteilen kann:

1. Die, die es gefühlsmäßig eigentlich überhaupt

nicht interessiert und die dieses Desinteresse in den Monaten danach auch mit gezeigter, kurzer Erschütterung nicht überspielen können. Die kurz aufflackernde Betroffenheit entsteht durch Gedanken an eventuelle Verluste eigener Lieben.

2. Die, die es sehr erschüttert. Die auch helfen möchten, aber sich nicht trauen, um nichts verkehrt zu machen. Die sich deshalb lieber rausnehmen und zurückziehen. Sie versuchen mit geschriebenen Worten zu helfen.

3. Die, die tatkräftig ihre Hilfe anbieten und auch versuchen, diese umzusetzen. Sie lassen sich auch durch die X-te Absage nicht verärgern. Oft spielt auch ein schlechtes Gewissen wegen eigener Unzulänglichkeiten in der Vergangenheit eine Rolle. Diese Hilfe kann am besten angenommen werden. Da einem eigentlich niemand helfen kann, ist es gut, jemandem zum Anlehnen zu haben. Ohne zusätzliche Vorwürfe zu bekommen. Die die Schuldgefühle nicht noch verstärken.

Das Meer hat mich bis heute gerettet. Es ist so. Der Anblick und die Ruhe, die es ausstrahlt. Das Glitzern des Wassers.

Vielleicht ist Roman jetzt eine Möwe? Immer und überall verfolgen mich Möwen. Es ist eine wunderbare Vorstellung.

15.12.2012

Meine Mutter ist wieder abgereist. Am Ende war es ganz erträglich. Wir haben um die Wette Socken gestrickt. Das war sehr schön. Jetzt höre ich sie immer husten und sie fehlt mir doch irgendwie.

Ich rede jeden Tag mit Roman am Meer. Wenn die Sonne sich am frühen Morgen im Wasser spiegelt, werde ich ganz ruhig. Ich sage immer: „Guten Morgen, Roman, wie geht es dir heute?“ Ich höre zwar oft: „Mama, quäl dich nicht“, aber ich weiß nicht, ob das meine Gedanken sind, oder ob es Roman ist, der zu mir spricht. Seine Stimme ist es nicht. Er hat noch keinen direkten Kontakt mit mir aufgenommen, mit seiner echten Stimme. Wahrscheinlich bin ich noch nicht bereit dafür.

Er fehlt mir so unendlich.

03.01.2013

Über Weihnachten war ich wieder in Deutschland mit den drei Enkelkindern. Für mich bedeutet Weihnachten nichts mehr. Ich möchte am liebsten nicht schmücken und Geschenke mag ich auch keine mehr kaufen. Es ist alles so unbedeutend geworden. Dieses Jahr haben wir für die Kinder nur einen kleinen Baum aufgestellt und der Weihnachtsmann ist nicht gekommen, so wie sonst immer. Es ist mir schwer gefallen, Silvester zu überstehen, all die Menschen in ihrer Fröhlichkeit zu ertragen.

Anna geht es schlecht und es ist nicht gut für sie, ohne mich zu sein. Aber leider sehe ich keine andere Lösung wegen der Kinder. Livia kommt einfach nicht alleine zurecht.

Hier ist alles wieder so schwer wie Blei und es ist, als ob Roman gerade gestorben wäre.

Niemand erkundigt sich nach mir. Nur von Uwe, einem Freund aus Kindertagen, habe ich einen Weihnachtsgruß erhalten. Alle anderen halten sich dezent zurück. Es wäre schön, wenn mal jemand nach Roman fragen würde. Oder wie es uns geht. Aber lieber den Mund halten, als etwas falsch machen. Es ist schon erschreckend, wie Trauer in Deutschland gelebt wird.

Ich wünschte mir, in einer Höhle Winterschlaf halten zu können. Ich habe keine Angst vor dem Tod wie früher und würde ihn als Erlösung für mich sehen. Immer noch.

Ich habe Luis die Wahrheit über Romans Tod gesagt. Er hat mich lange angeschaut und gesagt: „Warum hast du mich denn angelogen." Er ist verwirrt und kann mit der Wahrheit nicht viel anfangen. Er wollte von Anna wissen, ob Roman sich mit einem Messer getötet hat.

Ich hatte ihm gesagt, dass Roman nicht mehr leben wollte und sich selber getötet hat.

16.01.2013

Ich bin wieder in Spanien und hier geht es mir auch nicht besonders gut. Die Wohnung ist ziemlich ausgekühlt und auch die zwei Heizstrahler können kein angenehmes Klima schaffen.

Jetzt habe ich wieder ständig das Gefühl, Anna im Stich zu lassen. Kaum war ich weg, hatte sie wieder Atemprobleme.

Der neue Freund von Livia ist erst in einem Jahr bereit, die Kinder kennenzulernen. Er will sie angeblich schützen, vor zu frühen Vater-Kind-Gefühlen. Ich denke, er hat eher Angst vor der Verantwortung. Er wird Livia also nicht mit den Kindern helfen können. Für die Betreuung der Kinder muss eine andere Lösung her. Ich kann ja nicht dauernd hin und her fliegen. Vielleicht ein Au-pair-Mädchen. So jedenfalls geht es nicht immer weiter. Die Kinder sind sehr nervig. Sobald meine Tochter die Wohnung betritt, verwandeln sich die Mädchen in kleine Monster und hören nicht mehr auf mich. In Deutschland war es besser mit ihnen auszuhalten.

Gestern hatte ich wieder einen Heulanfall wegen Roman und manchmal möchte ich gar nicht mehr da sein. Manchmal, wenn ich schlafe und dann aufwache, würde ich am liebsten nicht mehr aufstehen.

20.01.2013

Heute habe ich das Lied „Angst" von Grönemeyer gehört. Ich saß am Meer und hatte einen Heulanfall. Ich konnte gar nicht mehr aufhören.

Genau wie in dem Lied muss Roman sich gefühlt haben. Und ich habe ihn im Stich gelassen.

Ich habe die Zeichen nicht richtig erkannt.

Eine tiefe Gleichgültigkeit hat mich erfasst. Mir ist so ziemlich alles egal. Es ist, als ob mein Kopf nun erfasst hat, dass Roman nicht mehr da ist.

25.01.2013

Seit einiger Zeit schreibe ich in einem Forum. Da haben mir depalma und Bazifischer einen neuen Ansatz gegeben, um mich nicht in meiner Verzweiflung einzuigeln.

Diese völlige Stumpfsinnigkeit und Gleichgültigkeit könnte eine Art Reset für einen Neuanfang sein.

Danach ging es mir wieder etwas besser. Die Sonne und das Meer tun ihr übriges.

Zenon und ich ziehen uns immer mehr von der Außenwelt zurück. Jeder auf seine Art. Die Zeit wird zeigen, ob das die Ehe aushält.

Im Moment kann ich nicht in Deutschland bleiben. Die Dunkelheit ist einfach zu schwer für meine Seele. Nach Weihnachten in Deutschland waren die Nachfolgegedanken wieder sehr stark.

Warum Anna und Livia und Zenon kein Halt für mich sind, kann ich nicht sagen. Ich habe Roman doch nicht mehr geliebt als die anderen?

Die Kinder, so sehr sie auch nerven, lenken mich schon ab und deshalb ist es auch besser für mich hier.

06.02.2013

Ich habe keine Kraft mehr. Mir ist alles egal. Anna ist aus Deutschland gekommen und nun sind wir alle krank. Ein Virus hat erst die Mädchen erwischt und nun mich und Anna. Vielleicht können wir in der zweiten Woche noch was unternehmen.

18.02.2013

Anna hat mir mit ihrem Besuch viel Kraft gegeben und ich glaube, ich ihr auch. Uns ging es hier sehr viel besser, weil wir uns gegenseitig hatten.

Einmal hat sie sehr geweint, und gemeint, sie möchte nicht ohne mich sein. Da war ich sehr erschrocken, weil sie immer so stark wirkt. Ich muss mich mehr um sie kümmern. Nicht nur an mich denken.

05.03.2013

Ich bin schon wieder krank, mit Schüttelfrost und Fieber im lungenfreundlichsten Klima von Europa☺. Ich denke, dass mein Immunsystem durch die Trauer geschwächt ist.

Mir geht es ganz gut. Nur manchmal kommen mir einfach so die Tränen, wenn ich mich mit jemandem unterhalte, der von Roman weiß. Dann fühle ich mich nicht wohl.

Zenon geht es nicht gut. Es scheint erst jetzt zu ihm durchgedrungen zu sein, was damals kurz vor dem Tod von Roman passiert ist. Er musste am Wochenende seinen Führerschein abgeben, weil er angetrunken Auto gefahren ist. Ihm fällt die derzeitige Trennung von mir wohl schwerer, als er zugeben will.

Ich muss versuchen, für die Betreuung der Kinder eine andere Lösung zu finden, damit ich vorerst so schnell wie möglich nach Deutschland zurückkehren kann.

Anna ist jetzt 16 und sie hat eine schwere Last zu tragen.

Sie war es, an die sich Roman im Angesicht des Todes gewandt hat. Und sie hat nicht reagiert; wenn auch aus nachvollziehbaren Gründen. Ihre

Psyche wehrt sich mit schwerer Atemnot gegen das Unbegreifliche. Ich kann ihr das nicht abnehmen. Sie war ja dabei und alle Versuche der Abschwächung der Darstellung des Traumas von meiner Seite aus nützen nicht viel.

Ich sehe Roman immer wieder blutverschmiert das Treppenhaus hochwanken. Oder wie er nachts barfuß im Wald herumirrt, als er nach der Zwangseinweisung aus der Klinik geflohen und auf dem Weg zu uns war. Ich habe damals seinen Telefonanruf weggedrückt. Ich wähnte ihn ja sicher in der Klinik.

Das Fernsehen ist kaum zu ertragen. Überall springen Menschen von Hochhäusern. Der Mörder ist meist schizophren. Das falsche, unwissende Bild über diese Krankheit wird dadurch nur schlimmer in der Gesellschaft.

13.03.2013

Warum nur hört es nicht auf. Es wird immer schlimmer. Heute war es besonders schmerzend. Dauernd habe ich Heulanfälle.

Wenn es denn sein soll, soll er mir ein Zeichen geben.

Am Wochenende bilde ich mir manchmal ein, Roman würde von seinem Studium auf Urlaub nach Hause kommen.

03.04.2013

Wollte Roman uns einfach nur schützen? Heute war ein ähnlicher Fall in den Nachrichten. Die Frau hat in einer Psychose erst sich selber verletzt und dann Sachen aus dem Fenster geworfen und am Ende hat sie sich mit einem Messer auf ihre Tochter gestürzt und diese getötet.

Vielleicht hat Roman deshalb die Tür nicht aufgemacht, als Anna über eine Stunde davor gerufen und geklopft hat. Vielleicht konnte er nicht mehr für sich garantieren. Hatte er Angst vor irgendetwas? Waren es Stimmen, die ihn dazu getrieben haben?

Er hat bei unserer letzten Begegnung im März so etwas angedeutet.

Zenon war für eine Woche hier in Spanien und es war sehr schön. Er hat sich schon sehr verändert. Ich denke, er hat eine starke Depression.

Mir geht es mal so mal so. Wenn die Kinder da sind, werde ich gut abgelenkt. Aber kaum bin ich allein, wird alles wieder so schwer. Die Gedanken, der Körper, die Seele.

Im Forum hat sich ein 20-jähriges Zwillingsmädchen umgebracht. Warum berührt es mich nicht mehr? Ich müsste doch wissen, wie die andere Schwester sich jetzt fühlt.

Mir ist alles egal.

Heute hatte ich einen Traum. Mich wollte jemand erschießen. Ich empfand nur Erleichterung. Dann wäre endlich alles vorbei.

15.04.2013

Es geht mir langsam besser.

Die Wärme der Sonne tut so gut.

Mein Schwiegersohn, der sich jetzt vorübergehend um seine Kinder kümmern soll, ist sehr unzuverlässig. Ich werde mich schlecht fühlen, wenn ich in Deutschland sitze und sie hier alleine zurechtkommen müssen. Aber ich muss mich mal wieder um Zenon und Anna kümmern. Wie es dann weitergehen wird, werden wir sehen.

Der Umwelt gegenüber empfinde ich immer noch eine starke Gleichgültigkeit. Wie ich in Zukunft leben werde, kann ich mir nicht vorstellen. Aber es gibt immer einen Weg und ich bin ja nicht allein.

24.04.2013

Morgen nun werde ich Spanien wieder verlassen. Es macht mich sehr traurig, das Meer und Livia und die Kinder hier zurückzulassen. Sie haben mir sehr über die schwere Zeit geholfen. Livia mit ihrer alles in Besitz nehmenden Art und ihrer liebenswerten „Unverschämtheit" hat mich vom Abgrund abgehalten. Sie ist die Sonne meines Herzens. Ich werde ihr herzliches Lachen sehr vermissen.

Das Meer mit seinem unendlichen Glitzern. Die Möwen, die immer um mich waren. Die faszinierenden Wolkenbildungen.

Ich fühle mich etwas gefestigter. Die Trauer fällt mich nicht mehr wie ein wildes Tier an. Ich denke nicht mehr ununterbrochen an Roman.

Es ist ein dunkler Schatten auf meiner Seele, wenn ich an sein Ende denke. Aber ich weiß, ich habe ihn geliebt und er hat mich auch geliebt. Bis diese schreckliche Krankheit ausgebrochen ist.

Ich will aber nicht alles auf seinen entsetzlichen

Tod reduzieren. Wir hatten auch ein Leben vorher und das war nicht nur voller Traurigkeit. Er hätte sich auch helfen lassen können, als noch Zeit war. Aber sein Stolz und seine Erwartung an das Leben haben das nicht zugelassen.

Der verzweifelte Schmerz ist nicht mehr ganz so groß, obwohl das Gefühl der Gleichgültigkeit noch bleibt.

Ich kann auch wieder andere Musik hören, als die von Philipp Poisel und dem Grafen. Diese Musik hat mir sehr über die schweren Stunden geholfen. Jetzt tut es eher weh, diese Lieder zu hören.

Ich werde sehen, wie ich mich in Deutschland fühlen werde. Im September möchte ich gern zurückkehren. Wenn es geht mit Anna und Zenon.

30.04.2013

Seit ein paar Tagen bin ich wieder in Deutschland und ich fühle mich gut.

Der Sog der Gleichgültigkeit hat auch Roman mitgezogen. Ich habe keine Empfindungen mehr für ihn. Als ob mein Kopf sagen will: Wenn du es so wolltest, dann ist es nicht meine Schuld. Es macht mir auch keine Schwierigkeiten, Bilder oder Filme über ihn anzusehen.

Unterwegs befällt mich eine Schwere, die mich stark verlangsamen lässt. Aber ich stelle mich den Blicken der Anderen jetzt mit einem gewissen Trotz. Ich habe nichts getan und ich bin nicht schuld.

Zenon zeigt wenig Empathie. Es geht ihm immer nur um sich und seine Befindlichkeiten. Ich weiß nicht, was ich so vermisst habe.

Anna freut sich ehrlich, dass ich wieder da bin. Andere Menschen habe ich noch nicht kontaktiert.

Ich will erst mal meine Ruhe haben.

05.05.2013

Roman ist verreist und ich weiß ihn gut untergebracht. Ich denke nicht oft an ihn und es ist auch keine starke Verzweiflung mehr da. Als ob ein Schalter in meinem Kopf umgelegt wurde.

Was ist das jetzt wieder? Bin ich gefühllos? Ist es nicht zu kurz danach? Müsste ich nicht noch trauriger sein?

Es ist, als ob es nicht mir passiert ist.

Deutschland ist ein schrecklich graues Land. Auch die Leute. Und es liegt nicht nur an der Sonne.

Spanien und Livia und die Kinder haben mich gerettet. Ich weiß genau, hier hätte ich nicht überlebt.

11.05.2013

Gestern habe ich Romans Medaillen und Urkunden sortiert. Er hat sich so sehr nach Anerkennung von seinem Vater gesehnt. 2010 ist er vier Marathons und 5 Halbmarathons gelaufen. Fast jedes Wochenende einen anderen Lauf und das mit richtig guten Zeiten. Vielleicht konnte Zenon ihm die Anerkennung, die er gebraucht hätte, nicht geben? Wie er trotz Alkohol und Zigaretten solche Zeiten laufen konnte, ist mir unbegreiflich.

Seine Bestzeitmedaille hatte er um den Hals, als er gesprungen ist. Die Bestzeiturkunde war voller Blutspritzer.

Wollte er uns damit sagen: „Seht her, ich bin doch etwas wert.“ Anders kann ich es mir nicht erklären.

Für mich war er doch immer etwas wert.

Heute hat ein Freund von Anna den PC von Roman mitgenommen. Vielleicht kann er die Daten darauf wieder herstellen. Ein paar Worte von ihm wären mir so wichtig.

Hier zu Hause ist eine Verarbeitung sehr schwer und alles ist wieder wie Blei. Zenon will das Haus nicht verkaufen.

Roman hat sich frühmorgens am Todestag noch Zigaretten und einen Sechserpack Bier an der Tankstelle gekauft. Das habe ich nach Durchsicht der Kontoauszüge recherchiert. Macht man das, wenn man drei Stunden später sterben will? Er muss so voller Wut gewesen sein. Es ist so unfassbar. Immer und immer wieder.

17.05.2013

Mir geht es sehr schlecht. Mental. Als ob ich langsam zu Eis werde. Mir bedeutet niemand mehr etwas. Mich hat eine Erstarrung erfasst. Nach drei Wochen wieder in Dresden habe ich noch niemanden getroffen. Es gibt eine Sperre. Ich möchte niemanden sehen.

Alles in mir ist minimiert.

Wenn die vielen Zwänge nicht wären, würde ich Schluss machen. Ohne große Traurigkeit. Mir fehlt die Zukunft.

Ich habe mich erkundigt. Es gibt eine Methode! Es ist alles genau im Internet beschrieben. Bis ich diesen letzten Weg gehe, werde ich aber erst mal versuchen, eine Traumatherapie zu machen. Für die Anderen.

29.05.2013

Roman hat sich verraten gefühlt und jedes Vertrauen in uns verloren, als wir ihn zwangseinweisen haben lassen.

Damals haben wir uns naiv Hilfe von diesem Zwang erhofft. Das darf man nicht tun. Ich sah darin die einzige Rettung für ihn. Es hat nichts gebracht. Danach war alles schlimmer als vorher. Danach war auch ich sein Feind.

Psychiatrien sind keine echte Hilfe. Vielleicht für den ersten Moment, aber dann geht es nur um Medikamente. Von der Krankenkasse habe ich erfahren, dass das Krankenhaus nur Geld für einen Patienten bekommt, der auch Medikamente nimmt. Bei Medikamentenverweigerung versuchen die Kliniken, den Patienten spätestens nach 4 Wochen wieder loszuwerden, egal wie es ihm geht. Auch hier geht es nur ums Geld.

Es finden kaum Gespräche statt. Jeder ist wieder sich selber überlassen. Das muss man wissen.

Ich war bei dem Termin wegen einer Traumatherapie. Es ist nichts für mich. Es hat mich sehr angestrengt, so emotional über Roman zu reden. Ich möchte auch keine vier Wochen in einer psychosomatischen Klinik zubringen müssen.

Am Wochenende war ich bei meiner Mutter und es hat sich nichts geändert. Nach 5 Monaten ohne Kontakt mit mir, nicht eine Frage nach Roman. Wo ist nur ihr Gefühl geblieben? Ich habe mir immer eingebildet, ein gutes Verhältnis zu ihr zu haben.

DAS 2. JAHR DANACH

18.06.2013

Wir waren alle zusammen zu Romans 1. Todestag.

Zenon konnte dann nicht bei uns bleiben, da er wieder alles vom Anfang gespürt hat. Er ist eine Weile alleine in der Stadt rumgelaufen.

Anna, Luis, Livia und ihr neuer Freund waren mit am Hochhaus. Wir haben Blumen und eine Kerze aufgestellt.

In der Minute des Sprungs haben wir Rosenblüten und Rosen auf das Dach geworfen. Dann sind wir auf den Friedhof gefahren und haben da Blumen hingebracht. Es war schön, mit den anderen zusammen zu sein.

Meine andere Familie hat kein Wort der Erinnerung geschickt. Als ob nie etwas passiert wäre. Ich war sehr enttäuscht. Nur eine Freundin hat einen lieben Brief einen Tag nach dem Todestag geschickt.

Für mich ist es immer noch unfassbar, wie die Menschen mit Trauer umgehen.

20.06.2013

Heute war ich traurig, weil ich daran denken musste, dass sich niemand für Roman interessiert und keiner nachfragt. Keiner will über ihn und sein Leben sprechen.

Da hat Luis gesagt: „Omi, nicht traurig wegen Roman sein …“ So ein kleiner Kerl merkt, wenn es einem nicht gut geht.

01.07.2013

Seit ich in Deutschland bin, hat sich keiner bei mir gemeldet. Ich fühle mich doppelt aussätzig. Diese Ignoranz ist schwer auszuhalten. Ich empfinde es als respektlos. Als ob man mir eine anhaltende Trauer nicht zutrauen würde. Meine Mutter hat auch meine Telefonnummer und ruft nie an.

Mein Beschützerinstinkt, für die, die mir etwas bedeuten, hat merklich nachgelassen. Ich kann nichts dagegen tun. Warum ist das nur so? Roman war 28 Jahre alt. Er hat mir doch nicht mehr bedeutet als die anderen Kinder?

Ich weiß es nicht. Es ist, als ob mein Leben ohne jede Bedeutung war. All meine Liebe für ihn hat nichts bedeutet. Ich konnte ihn nicht halten und ihm ein lebenswertes Leben ermöglichen. Er ist in diesem Glauben gestorben, dass wir ihn nicht lieben und er niemanden auf der Welt hat. Darum ist es kaum auszuhalten.

Gut, dass Luis hier in den Ferien ist. Er lenkt mich ab. Obwohl kaum ein Augenblick vergeht, an dem ich nicht an Roman denke. Wir üben viel, damit Luis in der Schule eine Chance hat und manchmal nimmt er sich schon selber seine Aufgaben, weil er merkt, wie es immer besser geht.

Ich müsste mal meine Mutter besuchen oder anrufen, aber ich komme nicht über die Barriere, ihrer gedankenlos gesprochenen Worte in diesem Jahr nach Romans Tod hinweg.

Diese Sätze haben sich eingebrannt. Wenn die Sehnsucht nach ihr zu groß ist und ich sie besuchen will, dann halten mich diese Sätze zurück und lassen mich im Recht sein.

Vielleicht werde ich es später bereuen, aber jetzt ist es, wie es ist.

03.07.2013

Ich würde gern in einer dunklen, warmen Höhle lange, lange schlafen. Mich verlassen die Kräfte. Nach einer kurzen Fahrradfahrt fühle ich mich schon furchtbar müde.

Anna meint, ich hätte meine Fröhlichkeit verloren.

04.07.2013

Es ist das fehlende versöhnliche Zeichen von Roman, was es mir schwer macht. Ein kleines Zettelchen, eine kleine Geste.

Ich beneide die Leute, die einen Abschiedsbrief bekommen.

17.07.2013

Ich fühle mich besser. Luis lenkt mich den ganzen Tag ab. Mal sehen, wie es ohne ihn sein wird.

Meiner Mutter habe ich nach Wochen Funkstille einen Brief geschrieben, was ich mir von ihr und der Familie wünsche und sie hat alles eingesehen. Ich werde mal „gnädig“ sein. Sie ist auch einsam und hat nur meinen Bruder Jens zum Reden. Für sie ist es im Moment auch nicht einfach.

19.07.2013

Der Sog des Nachfolgenwollens war heute sehr stark. Aber der Gedanke, dass Luis alleine auf dem Bauernhof ist und ihn dann niemand abholen würde, hat mich abgehalten.

Es war schon erschreckend zu sehen, wie schnell einen dieses „Endzeitgefühl" übermannen kann.

10.08.2013

Roman hat sich in seiner letzten Nacht noch fotografiert. Man sieht einen Ausschlag auf dem ganzen Körper. Hatte er eine andere Krankheit, die auch Wahnzustände auslösen kann? Leider ist ein Nachweis nicht mehr zu erbringen. Wir werden es also nie letztendlich wissen.

Er ist von Arzt zu Arzt gelaufen und keiner hat ihn ernst genommen. Ich war einmal selbst dabei, als seine Hausärztin ihn wie eine Art Hypochonder abgefertigt hat.

13.09.2013

Bis Anfang November bin ich wieder in Spanien, weil Livia erst dann einen Babysitter bekommt.

Mir geht es in diesen Tagen ganz gut und es ist wie in einem Gedicht. Die Trauer sitzt nicht mehr in der Mitte des Zimmers auf dem Sofa neben mir, sondern am Rand und kommt nur noch ab und an ungefragt in den Raum.

Die Trauer ist wie in einem Schrank eingeschlossen. Davor ist nur ein dünner Vorhang. Manchmal weht der Wind diesen Vorhang weg. Man kann nichts dagegen tun. Sie kommt immer noch, wann sie will und zu den unmöglichsten Zeiten.

Letztens bei Luis' Geburtstagsfeier bei Mc Donalds, mit vielen Kindern, wie üblich hier in Spanien, musste ich plötzlich weinen.

Oder wenn ich einen jungen Mann mit Kinderwagen sehe, dann muss ich daran denken, wie Roman wohl als Papa gewesen wäre.

Anderen Menschen bin ich nicht mehr böse, weil sie nicht so waren, wie ich sie mir gewünscht hätte in meiner Trauer und Verzweiflung. Aber ich bin nach wie vor der Meinung, dass nicht alles mit Hilflosigkeit zu entschuldigen ist.

Mir sind die anderen ziemlich egal geworden und haben keine große Bedeutung mehr in meinem Leben.

Ausgenommen meine enge Familie und wenige Menschen, die ich vielleicht als Freunde bezeichnen würde. Einige wenige, die zu mir gestanden haben und die sich meine manchmal rüde Art haben gefallen lassen.

Zu diesem Zeitpunkt möchte ich mich einmal bedanken:

Bei Livia, die mich mit ihrer leicht unverschämten Art vom Schlimmsten abgehalten hat und die mir den sehr heilsamen Aufenthalt in Spanien ermöglicht hat.

Bei Amy, Fiona und Luis, die mir eine Aufgabe gegeben haben und mich mit ihrem Generve abgelenkt haben und die auch heute noch immer wieder von Roman reden.

Bei Anna, die meine Anfeindungen wegen Roman ertragen musste und mir doch immer das Gefühl gegeben hat, mich unendlich zu lieben.

Bei Zenon, der nach schlimmen Kämpfen miteinander, immer in meinem Herzen ist und der mir finanziell meine Aussteigeraufenthalte ermöglicht hat.

Bei Alex aus dem Forum, der mir mit seiner Geschichte und der Beantwortung meiner endlosen Fragen sehr geholfen hat.

Bei Sylke, die mich mit ihrer leicht hysterischen Art abgelenkt hat und immer für mich da ist.

Bei Angela und Hamid, die immer zuhören und sehr freundlich zu mir sind.

Bei Axel, den ich immer nerve, der es mir aber nie übel nimmt und immer für mich da ist.

Bei Peter, meinem Bruder, der wenigstens per Mail versucht hat, sich meines Schmerzes anzunehmen.

Bei Uwe, einem Freund aus Jugendtagen, der trotz Firma und eigener Familie immer ein offenes Ohr hat.

Viel hat mir das Lesen und Schreiben in einem Forum geholfen. Hier waren sehr viele verständnisvolle Menschen:

Doris, Flauschi, Bazifischer, depalma, Helene, Wolf, Jonathan uvam.

Schade, dass der Umgang mit Trauernden nicht schon in der Schule besser gelehrt wird. Es wäre dann für alle einfacher. Aber wenn sich nicht einmal der Ethiklehrer an Anna`s Gymnasium nach eigener Aussage dazu berufen fühlt in seiner Stunde darüber zu sprechen, sondern in Gegenwart von Anna auch noch abwertend über Suizidenten referierte, was will man dann von anderen Lehrern erwarten. Damals gab es viel Getuschel unter Lehrern und Schülern und die Gerüchte, die dabei entstanden, haben es ihr zusätzlich schwer gemacht, den Tod des Bruders zu verarbeiten. Die Personen, die damals ein paar tröstende Worte für Anna übrig hatten, sind an einer Hand abzuzählen. Vor allem ihre Deutschlehrerin und ihr Klassenlehrer haben alles versucht, ihr die Zeit bis zum Abitur erträglicher zu machen.

In früheren Zeiten, als die Menschen im ersten Jahr ihre Trauer schon mit der Kleidung zeigen konnten, waren alle besser dran. Für das Gegenüber war es gleich sichtbar, dass man in Trauer war. Entsprechend konnte man sich dem Trauernden gegenüber verhalten.

Die Zeit in Spanien war sehr heilsam für mich. Ich bin nicht mehr so aggressiv, die Nachfolgedanken sind nicht mehr alles einnehmend und auch die Selbstverletzungen haben aufgehört.

Leider existiert kaum Literatur über Suizid, die es einem leichter machen könnte. Berichte über Nahtoderlebnisse und der Besuch bei einem Medium haben es mich besser verarbeiten lassen.

Mittlerweile habe ich 10 kg abgenommen und trinke keinen Alkohol mehr, obwohl der mir in den Monaten nach Romans Tod sehr geholfen hat.

04.11.2013

Heute habe ich das erste Mal von Roman geträumt. Ich habe ihn im Gefängnis besucht und er hat sich sehr gefreut. Dass ich mich mit der Aufseherin angelegt habe, hat ihn ein bisschen verlegen gemacht. Im Leben war es ihm auch oft unangenehm, wenn ich mich mit anderen Leuten gestritten habe.

Die Aufseherin meinte, er hätte längst Heimaturlaub bekommen können, wenn er die Antragsfristen nicht versäumt hätte.

Es war ein unbeschreibliches Gefühl, mit ihm sprechen zu können und seine linkische, verlegene Art zu spüren. Das Gefühl, ihn zu sehen und zu spüren war unendlich schön, auch wenn er im

Gefängnis war.

Er war da, weil er jemanden aus der Familie getötet hatte.

Dieser Traum war so real. Es war so ein Gefühl von Sicherheit und Frieden in mir. Vielleicht wollte er mir damit sagen, was passiert wäre, wenn er sich nicht selber getötet hätte?

26.11.2013

Wenn ich meine jetzige Befindlichkeit beschreiben müsste:

Wellen aus Schmerz und Schuld tragen mich auf die hohe See hinaus.
Schweigen und Vergessen halten mich fest.
Rettung ist nicht in Sicht.
Der Weg zurück scheint unendlich schwer.
Der Sinn und die Kraft fehlen.
Der Schmerz und die Suche treiben immer weiter weg von einst Vertrautem und Geliebtem.
Sonnenstrahlen machen ein Überleben möglich im eisigen Wind.
Die Außenwelt dringt kaum noch durch.
Möwen, die plappern und kreischen, können das

Herz nicht erreichen.
Das Herz wird immer mehr zu Eis.
Schlafen wollen im ruhigen, schwarzen Meer.

Nach Außen wirkt alles ganz normal. Aber es vergeht kein Tag, an dem ich nicht an Roman denke.

Ich mag noch immer keine Leute um mich haben. Es ist dieses Gefühl, dass er nie wieder kommen wird und ich ihn nie wieder sprechen und umarmen kann. Kann man das noch Jahre aushalten?

13.01.2014

Es sind Fotos im Internet aufgetaucht, die Roman schwer verletzt auf dem Vordach liegend zeigen. Ich konnte die Löschung der Seite erreichen. Allerdings sind die Fotos immer noch da.

Es war ein Schock für mich. Wut und Aggression waren wieder in mir. Er lag so anders auf dem Dach, als ich es mir tausendmal in meinem Kopf vorgestellt hatte. Alles war wieder auf Anfang.

10.02.2014

Durch die Beschäftigung mit der Frage nach einem Leben nach dem Tod hat sich meine starke Verzweiflung abgeschwächt. Auch wenn ich keine direkten Beweise habe, bin ich doch sicher, dass da noch was ist. Warum sollten Millionen Menschen auf der ganzen Welt Lügen erzählen. Nur wenige verdienen Geld mit diesen Geschichten.

Wie gerne würde ich noch einmal mit Roman sprechen und ihm sagen, dass ich ihn nie im Stich gelassen hätte. Ich habe ihn immer geliebt und er war nie alleine auf der Welt.

Für die Umwelt ist der „Fall“ abgehakt.

Kein Mensch verliert auch nur ein Wort noch über Roman. Man geht mir aus dem Weg, oder schaut mich mitleidig an.

DAS 3. JAHR DANACH

16.06.2014

In den letzten Wochen ging es mir recht gut. Ich habe zwar jeden Tag an Roman gedacht, aber die Verzweiflung war nicht mehr vordergründig. Sicherlich kommen immer wieder Situationen, wo ich heulen muss, aber die Sonne fängt langsam wieder an, für mich zu scheinen.

Am Todestag von Roman habe ich wieder starke Schmerzen bekommen. Diesmal drei Tage lang als Zahnschmerzen. Dann waren sie wieder weg. Vielleicht ist das der unsteuerbare Druck, der sich im Körper um das Datum herum aufbaut?

12.07.2014

Zenon ist sehr verzweifelt und fängt immer wieder ganz von vorne an. Er möchte nur mit mir reden. Das wirft mich mental sehr zurück und seit einigen Tagen geht es mir schlecht. Ich bin schwach und meine Leistungskraft scheint halbiert zu sein.

Auch das Gefühl der Sinnlosigkeit ist wieder da.

Zenon entzieht mir viel Kraft durch seine negativen Wellen. Er denkt wirklich, er wäre der Einzige, der um Roman trauert. Er trauert nicht, sondern er hängt in der ersten Phase der Trauerverarbeitung fest. Weil er einfach nichts macht.

Nur alles mit viel Arbeit zu betäuben, bringt nichts. Aber ich kann ihm nicht mehr helfen. Hat er mir doch letztens gesagt: „Aber es war doch dein Sohn und er war in deinem Bauch."

Auch Anna ging es jetzt zwei Wochen vor dem Todestag sehr schlecht. Sie konnte die Matheprüfung wegen einer Angina nicht schreiben und auch den Nachprüfungstermin wegen einer Blinddarmentzündung nicht wahrnehmen.

Ein Arzt meinte, es könnte mit ihrem unterbewussten schlechten Gewissen wegen Roman zusammenhängen.

Bei Roman war der Auslöser der Psychose letztendlich die letzte nichtbestandene Matheprüfung im Studium gewesen.

Romans Ängste haben sich auf Anna übertragen, obwohl sie überhaupt keine Angst vor Prüfungen haben muss. Sie war immer eine sehr gute Schülerin. Sie darf die Prüfung jetzt wegen Härtefall im September nachholen.

Livia hat sich in Spanien eine Auszeit genommen, um endlich an der Verarbeitung von Romans Tod zu arbeiten. Bis jetzt hat sie auch nur verdrängt. Mal sehen, ob es ihr gelingt. Die Kinder sind ab Juli für 6 Wochen bei uns. Da hätte sie Zeit.

Die Leute hätten mir in den letzten zwei Jahren gar nicht aus dem Weg gehen müssen. Da hatte ich mich noch nicht so verändert. Man hätte ganz normal mit mir reden können.

Erst jetzt merke ich, dass ich den Menschen selber nicht mehr begegnen will. Ich gehe mir selber aus dem Weg. So vermeide ich die Spiegelung durch die Anderen.

Mein Unterbewusstsein begreift wohl erst jetzt die Endgültigkeit von Romans Weggang. Das fehlende Mitgefühl der Umwelt, sei es aus Hilflosigkeit oder Unwissenheit, hat mich hart und teilnahmslos gemacht. Ich bin kein angenehmer Mensch mehr. In den Monaten nach Romans Tod wollte ich nur reden.

Jetzt nicht mehr.

Es gibt immer noch Leute, denen die Augen flackern, wenn sie mir nicht mehr aus dem Weg gehen können.

Der Tod gehört ganz sicher zu jedem Leben und doch versuchen viele, ihn auszuklammern. Vielleicht will man sich durch Verschweigen davor zu schützen?

Jetzt spüre ich eine Zukunftssinnlosigkeit. Es ist schwer, sich auf etwas zu freuen. Es gibt keine Höhepunkte mehr.

Die Zeit nach Romans Tod war für mich wie eine nicht gelungene Baumfällung. Die Säge hat den Stamm nur bis zur Hälfte geschafft. Nun ist die eine Hälfte des Baumes abgestorben. Die andere Hälfte erholt sich langsam mit vielen Schmerzen und großen Narben. Vielleicht wird der Baum nie wieder seine volle Schönheit erreichen. Er wird jedenfalls nicht mehr blühen.

„Wenn die Liebe einen Weg zum Himmel fände und Erinnerungen zu Stufen würden, dann würde ich hinaufsteigen und dich zurückholen."

Deine Mama

„Sein – einfach sein
Es hört nicht auf.
Wie könnte es auch enden?
Ich bin so voller Trauer,
während ich lerne,
wieder zu leben.
Ich muss aushalten.
Ich muss überleben.
So müde und voller Trauer.
Ich kann es aushalten.
Ich kann überleben.
Sein, einfach sein, so voller Trauer.“
-unbekannt-

„Ich wollte zurückkehren und ich habe geglaubt, das gibt mir das Recht, mit den anderen zu reden. Doch wenn ich ihnen gegenüberstehe, habe ich ihnen nichts zu sagen. Weil ich gelernt habe, dass man mit den anderen nicht darüber reden kann.“

„Traumatisierte Menschen wählen nicht das Schweigen, sondern werden von ihrem Umfeld zum Schweigen gebracht. Wenn nichts von alledem, was sie sagen, verstanden wird, wenn

alle Wörter entstellt sind, was bleibt dann anderes als Schweigen? Ihre Persönlichkeit zerfällt in einen sozialen Teil und in ein plötzliches Verstummen, ein Schweigen, in dem sie sich sicher und beschützt fühlen. Alle seelisch Verletzten empfinden Schweigen als Schutz." (Boris Cyrulnik, Rette dich, das Leben ruft)

10.08.2014

Meine Mutter will im nächsten Jahr eine große Geburtstagsparty anlässlich ihres 80. Geburtstages veranstalten. Mein Bruder wird das alles organisieren. Als Feierdatum haben sie sich den dritten Todestag von Roman ausgesucht.

Das ist für meine Seele dann doch zu viel. Ich kann mich nicht mehr bei meiner Mutter melden. Wie kann man nur auf so eine Idee kommen. Sicher hat man mich im Vorfeld gefragt und ich habe im ersten Schock auch gemeint, es würde mir nichts ausmachen. Immer in der vollen Gewissheit, niemand wird am schlimmsten Tag meines Lebens allen Ernstes eine großartige Geburtstagsfeier veranstalten. Zumal der 14.06 nicht einmal das wirkliche Geburtsdatum meiner

Mutter ist. Auch Anna, Livia und Zenon sind über dieses Ansinnen sehr erschrocken.

30.08.2014

Seit 9 Monaten besuche ich jede Woche einen sehr kranken Mann, entweder bei sich zu Hause oder in der Psychiatrie. Diese Besuche geben mir sehr viel. Manche sagen, dass wäre sehr edel von mir. Das ist es nicht. Es hilft mir Roman und die schreckliche Krankheit zu verstehen.

Leider ist er jetzt wieder in eine Psychose gerutscht und in diesem Zustand ist er kaum zu ertragen. Er ist einfach ein ganz anderer Mensch. Trotz all meinem Wissen fällt es mir schwer, ihn zu besuchen und sein Benehmen auszuhalten.

20.9.2014

Nach einer Annäherung zwischen uns wegen der Umstände ihrer Geburtstagsfeier, meinte meine Mutter heute allen Ernstes: „Nach drei Jahren Trauer könnte es dann auch mal wieder gut sein.“ Um weiter mit ihr kommunizieren zu können, muss ich alles, was Roman betrifft, ausklammern. Sonst wird es nicht gehen. Aber manchmal fehlt sie mir eben doch sehr.

20.10.2014

Die letzten drei Wochen war ich mal wieder in Spanien bei Livia. Leider ist sie gerade umgezogen. Es war so chaotisch. Die neue Wohnung ist nicht mehr so nah am Meer. Dafür etwas größer.

Eigentlich wollte ich Luis zu seinem 10. Geburtstag überraschen. Das ist gelungen, aber wir hatten in den drei Wochen kaum Zeit zusammen.

Ich habe mir in Spanien die Medikamente besorgt, die ich bräuchte, wenn es wirklich nicht mehr gehen würde. So fühle ich mich sicherer. Selber entscheiden zu können und nicht von der eventuellen Güte anderer abhängig zu sein.

Oft sagen Leute: „Wie du das ausgehalten hast mit dem Tod von deinem Sohn, ich hätte das nicht überlebt.“ Genau so ist es. Mit Romans Tod bin auch ich gestorben, oder zumindest ein großer Teil von mir. Die jetzige Einsamkeit ist gewollt. Anders würde ich es nicht schaffen. Ob ich wiederkomme, wird die Zeit zeigen.

Die Zeit heilt keine Wunden. Sie deckt sie nur

:u. Bis die Wellen der Erinnerung sie wieder chmerzen lassen.

06.11.2014

Gestern habe ich in einer geführten Meditation Roman ausdrücklich gehen lassen. Um seiner Seele Neues zu erlauben. Heute fühle ich mich so ninimiert. Alles ist so unwichtig und abgeflacht. ch brauche eine Aufgabe. So ist es kein Leben. Mir fehlen die Höhepunkte und die Freude.

18.11.2014

Ich bin gerne allein. Nur Anna und Zenon sind nir noch nah. Livia und die Kinder sind in Spanien. Ich mag nur noch minimierte Kommu-nikation aus der Ferne oder mit ganz fremdem Menschen auf der Straße.

Meine Mutter besuche ich sehr selten und rufe nöchstens einmal die Woche an.

Die Sache mit ihrer Geburtstagsfeier hat mir gezeigt, dass ich dieser Familie nichts bedeute. Und dementsprechend möchte ich auch nieman-den treffen.

Ich war in einer Trauergruppe. Es war schrecklich. Die Schilderung der Todesumstände von Roman hat mich sehr mitgenommen. Ich war selber erstaunt, wie emotional ich darüber erzählt habe. Tagelang war ich total ausgelaugt. Scham und Verzweiflung waren das Ergebnis dieser Sitzung.

Warum wurde ich zu einer Trauergruppe eingeladen, in der Angehörige von Krebsverstorbenen zusammen kommen?

Eine Frau meinte, ihr Mann hätte sich nichts sehnlicher gewünscht, als zu leben. Sicher bin ich ihr mit meinem Sohn, der sein Leben selber beendet hat, merkwürdig vorgekommen. Ich habe mich unter den Blicken der anderen sehr unwohl gefühlt. Mal sehen, ob ich wieder hingehe.

Wie gerne wäre ich in den letzten Minuten bei Roman gewesen.

25.11.2014

Nach einer Einladung zum Geburtstag habe ich heute meinem Bruder eine Mail geschickt, um ihm zu sagen, dass wir nicht mit Menschen zusammen sein wollen, die am schlimmsten Tag meines Lebens, eine fröhliche Feier organisieren.

Ich musste mir tatsächlich anhören, ich wäre nicht die typische Suizidhinterbliebene und Roman wäre ja wegen einer schweren Krankheit in den Tod gesprungen. Als ob das irgendetwas ändern würde. Für ihn würden Todestage nichts bedeuten. Ich würde es mit meiner Trauer übertreiben.

Man solle ein Datum, wie den Todestag, nicht blockieren.

Als ob eine Mutter den Todestag ihres Kindes je vergessen könnte. Egal, um welche Todesart es sich handelt. Selbst wenn ich es wollte, ginge das nicht. Jede Minute dieses Tages ist eingebrannt in mein Gedächtnis. Für immer.

Mich hat das alles sehr wütend gemacht und ich möchte nichts mehr mit dieser Familie zu tun haben. Ich fühle mich nicht gut in ihrer Gegenwart. Ich werde sie, so gut es geht, meiden.

Mit meiner Mutter muss ich eine Lösung finden. Sie ist alt und ich möchte nicht im Bösen mit ihr auseinander gehen. Wenn wir Roman in unseren Gesprächen ausklammern, müsste es gehen.

In die Trauergruppe gehe ich nicht mehr. Ich möchte nicht noch einmal mental so angreifbar sein. Angehörige von „normal“ gestorbenen Menschen und Suizidhinterbliebene sollten nicht in einer Gruppe zusammen trauern.

10.01.2015

Der Geist hat es begriffen. Roman ist nicht mehr da. Und wird auch nicht wieder kommen. Das macht mich müde und schlapp. Absolute Leere in mir. Schwäche. Zurückgezogenheit. Ich mag keine Menschen um mich.

Ich muss etwas ändern. So will ich nicht leben. Wird es gehen? Werde ich mich immer wieder zurückziehen?

Ich möchte mit Roman verbunden bleiben. Und sei es durch meine Schuldgefühle.

Ich möchte nicht mit Leuten zusammen sein, die nicht über Roman reden wollen.

28.01.2015

Wenn Anna wüsste, wie schwer mir das Überleben fällt. Aber ich kann sie nicht dauernd mit meinen Gedanken belasten. Das habe ich schon viel zu oft getan. Jeder Tag der vergeht, fällt schwer. Manchmal möchte ich mit den anderen besprechen, dass ich in Frieden ohne Stress gehen möchte. Leider kann man das nicht. Gleich wird man als krank eingestuft. Wir haben deshalb eine Vereinbarung getroffen; Wenn ich mich am fünften Todestag von Roman immer noch so verzweifelt fühlen werde, dann wird sie nicht mehr versuchen, mich zu halten.

17.02.2015

Ich fühle mich wie ein Seevogel, der vom Öl eines auslaufenden Tankers verschmutzt wurde. Die Verschmutzung hindert mich am fliegen. Manchmal gefällt mir die Ruhe an Land, dann wieder würde ich gern Kontakt zu den Artgenossen am Himmel aufnehmen. Die vielen gesagten und ungesagten, gedankenlosen Worte halten mich zurück.

Luis ist für drei Wochen bei uns. Anfänglich dachte ich, dass mir das Erleichterung bringen könnte. Irgendwie werde ich dadurch nur noch trauriger und habe dauernd das Gefühl, weinen zu müssen. Mit seiner naiven Art lenkt er mich natürlich ab. Er redet oft von Roman und ihn macht sein Weggang eher wütend. Er sagt oft: „Warum ist er nicht mehr da. Er war doch wie ein Bruder für mich.“ Roman wäre jetzt wichtig für Luis.

11.03.2015

Es wird besser. Wenn ich abgelenkt bin, muss ich nicht sooft an Roman denken. Wenn die Sonne scheint, ist die Welt zu ertragen. Wenn es wieder kälter wird, dann kommt der Wunsch nach dem ewigen, friedlichen Schlaf.

Der Moment ist gekommen, in dem ich entscheiden muss. Will ich nicht mehr, oder sammle ich neue Kraft für meine Kinder und Enkelkinder und mache weiter.

Ich gehe noch einmal die Woche zu dem Bekannten aus der Psychiatrie. Mit ihm kann ich immer über Roman reden. Er versteht meinen Sohn und warum er es getan hat. Aber nun geht es ihm immer schlechter und er kämpft mit all seiner Kraft, um nicht im Heim und Rollstuhl zu enden.

Er hat kein lebenswertes Leben.

Es bleibt immer dieser große, düstere Gedanke,

Roman am Ende nicht beschützt zu haben, wie man sein Kind beschützen sollte. Egal, was alle sagen. Er hat sich von uns im Stich gelassen gefühlt. Sonst wäre er nicht gesprungen. Er konnte sich nicht vorstellen, ohne uns und unsere Welt zu leben. Dieser Gedanke macht ein Weiterleben sehr schwer.

19.03.2015

In der letzten Nacht gegen 23 Uhr, kurz nachdem ich eingeschlafen war, hat sich jemand seitlich über mich gebeugt und mich ganz fest gedrückt. Ich war erst erschrocken, aber beim Aufwachen habe ich den Druck noch gespürt.

War es eine Art Verabschiedung von Roman, der jetzt wirklich gehen musste? Ich habe so etwas noch nie vorher gespürt. Wie sehr wünschte ich ihm alles Glück der Welt und dass er jetzt so glücklich sein kann, wie er es verdient hat.

Seit einigen Wochen besucht uns ein fremder Kater. Wie ich herausgefunden habe, wohnt er schräg über die Straße auf einem großen Grundstück. Wir haben schon mehrfach versucht, ihn wieder zu seinen alten Besitzern zurückzubringen. Aber er kommt immer wieder. Obwohl unsere beiden anderen Katzen nicht gerade freundlich zu ihm sind. Er ist jetzt 9 Monate alt. Ich habe noch nie so einen lieben, anschmiegsamen Kater gesehen. Vielleicht ist das ja die Reinkarnation von Roman? Warum hat er sich uns ausgesucht. Er hatte es bei den Leuten gut und sie sind wohl sehr traurig, dass er nicht mehr zurückkommt. Aber der Tierarzt meinte, da kann man nichts machen.

09.04.2015

Ich bin im tiefen Tal der Einsamkeit angekommen. Es fällt mir schwer, wieder auf meine weitere Familie zuzugehen. Die Trauerzeit hat gezeigt, dass ich niemandem wirklich etwas bedeute. Das macht zusätzlich traurig, ist aber eigentlich ohne Bedeutung.

Am Montag wäre der 60. Geburtstag meines Bruders. Soll ich da hingehen? Eigentlich ist da niemand, mit dem ich gern reden möchte. Bei solchen Veranstaltungen fallen immer viele unbedachte Worte. Auch über Roman und sein Leben und unsere Erziehung. Jeder hat seine

Wahrnehmung. Das möchte ich nicht hören. Ich werde sehen.

Es wird wärmer.

Ich muss nicht mehr ständig an Roman denken.

Stimmt die Redensart doch? „Die Zeit heilt alle Wunden."

Sie muss heilen, um die Zeit aushalten zu können.

Roman ist immer bei mir, in mir.

Jeder muss seinen Rhythmus finden. Besser schafft man die Verarbeitung mit Menschen, denen man etwas bedeutet und die versuchen, diesen ungeheuren, unfassbaren Schock, mit zu tragen. Egal wie lange es dauern mag.

09.05.2015

Oft weine ich noch um die verlorene Zeit, die wir nicht mehr zusammen haben werden, Roman. Ich vermisse dich so sehr. Der Todestag rückt wieder näher und ich bin sehr unruhig, umtriebig. Immer muss ich etwas tun.

Im Moment renoviere ich Haus und Schuppen von außen. Das lenkt mich ab und die Welt wird erträglicher.

Mein Bruder hat mich dann noch ganz lieb und persönlich zu seinem Geburtstag eingeladen. Da konnte ich nicht nein sagen. Am Ende war die Feier ganz nett.

13.05.1015

Warum kann oder will sich niemand vorstellen, wie ich mich fühle.

Als Roman drei Jahre alt war, hatte ich einen Traum, dass er aus hoher Höhe von einem Balkon in den Tod stürzen würde. Damals dachte ich, das niemals aushalten zu können. Für die Wirklichkeit dann, wenn es wirklich passiert, kann der Geist einer Mutter keine Worte finden. Er ist einfach nicht dafür angelegt. Und doch muss man irgendwie weitermachen.

Meine Mutter meint immer, sie könne sich nicht in mich hineinversetzen, da sie noch kein Kind verloren hat. Das ist richtig, aber man hat doch oft Angst um seine Kinder und jede Mutter kennt das Gefühl bei unvorhergesehener Verspätung. Allein das müsste genügen, um ansatzweise zu verstehen, was ich derzeit fühlen muss. Ich wünschte mir einfach ein bisschen mehr Mitgefühl. Oder verlange ich zu viel?

Anna ist früher von ihrer Europatour zurückgekommen. Sie wollte bis Ende Juli herumreisen. Das Geld hat sie sich selber verdient. Die Sehnsucht nach uns hat sie frühzeitig wieder nach Hause gebracht. Ihr geht es wie mir. Sie ist nicht mehr gern unter Leuten.

Romans Tod scheint erst jetzt richtig in ihrem Kopf angekommen zu sein. Sie ist sehr anhänglich. Ich habe Angst, dass es wie bei Roman werden könnte. Er hatte in dem Alter auch ein sehr enges Verhältnis zu mir und hat mir alles erzählt, was ihn bewegt hat. Trotzdem hat es so geendet.

Deshalb stoße ich sie oft weg, mental.

Ich liebe sie so sehr, aber eine enge Bindung ist nicht gut. Sie muss ihren eigenen Weg finden.

Mit Zenon hat sich langsam wieder eine liebevollere Beziehung entwickelt. Ich sehe, wie sehr er leidet und wie oft er heimlich weint. Da kann ich ihm nicht helfen. Aber in den Arm nehmen kann ich ihn. Und auch körperlich sind wir uns wieder näher gekommen. Auch wenn ich das nach Romans Tod nicht für möglich gehalten hätte. Ich verstehe jetzt, warum sich viele Paare nach solch einem Schlag trennen. Wir waren auch soweit. Nur die Entfernung hat damals unsere Ehe erhalten. In Deutschland hätte ich Zenon nicht ertragen können. Ich weiß, dass es nicht richtig war, ihm die Schuld an Romans Tod zu geben, aber damals brauchte ich jemanden, den ich für all meine Verzweiflung verantwortlich machen konnte.

19.05.2015

Heute war ich in der Bibliothek und habe mal kein Trauerbuch ausgeliehen, wie in den vergangenen Monaten davor. Vielleicht gibt es auch einfach keine mehr. Ich hab alle gelesen.

Ich zünde auch nicht mehr jeden Tag eine Kerze für Roman an. Bedeutet es wieder ein Stück zurück ins Leben? Die Wunden beginnen wohl zu heilen.

Sobald ich das Haus verlasse, ist Roman bei mir. In der Straßenbahn, in der Stadt. Immer. Vielleicht ist seine Seele wirklich immer über mir, wie es in einigen Büchern beschrieben wird. Gern würde ich daran glauben. Auf ein eindeutiges Zeichen warte ich immer noch. Manchmal riecht es nach ihm.

Aber Zweifel bleiben.

12.06.2015

In zwei Tagen jährt sich dieses geistig einfach nicht fassbare Ereignis in meinem Leben, zum dritten Mal.

Heute Nacht hatte ich genau den gleichen Albtraum wie oft vor Romans Tod: Wenn ich nicht sofort aufstehe und etwas unternehme, wird das Haus einstürzen.

Mein Knie schmerzt wieder unerträglich.

Ich habe für die Mädchen Holzpferde für den Garten gebaut. Damit habe ich mich in den vergangenen Wochen gut abgelenkt.

Mein Bruder Rainer hat mir viel Kraft gegeben. Mit seiner Hilfe beim Bauen am Haus und Schuppen. Mit ihm kann ich immer über Roman reden. Er war der Einzige aus meiner Familie, der sich solidarisch mit uns gezeigt hat und wegen Romans Todestag nicht zur Geburtstagsfeier unserer Mutter gegangen ist. Er gibt mir das Gefühl, etwas zu können und nicht wertlos zu sein. Mit ihm werde ich später ein Bild malen, welches mir dabei helfen wird, die Verzweiflung zu mildern, am Ende nicht bei Roman gewesen zu sein. Sich nicht von ihm verabschiedet zu haben. Im Bösen auseinandergegangen zu sein.

Ich glaube Roman ist bei uns. Wie könnte er sonst immer so präsent sein?

Anna bekommt seit Tagen schwer Luft. Das hängt wieder mit dem Datum zusammen. Organisch ist alles abgeklärt.

Wir haben für Roman eine Jahresgedenkenanzeige geschaltet. Der Text beschreibt mein derzeitiges Befinden.

„Die Zeit heilt alle Wunden;
Die Wunden müssen heilen, um die Gegenwart auszuhalten;
Die Narben schmerzen.
Die Zukunft hat ihre Farben verloren.
Wir lieben und vermissen dich unendlich.“

Eine starke Müdigkeit hat mich erfasst. Ich muss mich jetzt wohl damit abfinden, dass mein Sohn niemals wieder kommen wird. Wie gern hätte ich ihn noch einmal umarmt. Er fehlt mir so sehr. Der Tod von Roman hat alles, alles verändert. Es war, ist und wird ein harter Kampf sein, wieder in den Fluss des Lebens zurückzufinden.

19.06.2015

Fünf Tage nach dem 3. Todestag von Roman, habe ich ein für mich eindeutiges Zeichen von ihm erhalten. Ich habe vom Haus aus die Autotür aufgemacht und den Schlüssel wieder ans Brett gehängt. Als ich am Auto stand und etwas herausnehmen wollte, hat sich die Tür wieder automatisch verschlossen.

Erst hielt ich das für einen Zufall. Ich habe es dann noch dreimal versucht. Roman direkt angesprochen. Wenn mich jemand gesehen hätte, wie ich mich gefreut habe … Und immer wieder hat sich die Tür verschlossen, obwohl der Schlüssel ca. 10 Meter entfernt im Haus am Schlüsselbrett hing. Es ist danach auch nie wieder passiert.

Man muss auch mal an etwas glauben und nicht alles nur mit technischen Fehlern abtun. Wenn es ein Defekt am Schließmechanismus gewesen wäre, warum funktioniert dann jetzt wieder alles wie immer?

21.06.2015

Lieber Roman,

in diesen Wochen erinnert mich der Geruch von Jasmin und Flieder an die ersten Jahre mit dir.

Du warst so ein liebenswerter, feinsinniger Junge.

Schon mit drei Jahren hast du dir ernsthafte Gedanken über den Mond, den Himmel und die Sterne gemacht.

Wenn wir am Meer waren, dann hast du die Hände auf dem Rücken verschränkt dagestanden und überlegt, was da hinter dem Horizont wohl sein möge. Vielleicht wusste deine Seele da schon mehr als wir?

Besonders traurig macht es mich, dich nie als den liebenswerten Mann kennenlernen zu dürfen, der du ganz sicher geworden wärst, wenn das Leben dir eine Chance dazu gegeben hätte.

Wir waren damals oft zusammen im großen Garten spazieren.

Der Duft der vielen Flieder- und Jasminbüsche dort ist einfach unbeschreiblich. Es war eine glückliche, unbeschwerte Zeit mit dir und deiner Schwester Livia.

Die Erinnerung daran schmerzt.

Aber solange es den Geruch von Jasmin und Flieder geben wird, solange wirst du in meinem Herzen sein.

Ich werde dich immer lieben.

Deine Mama

DIE LETZTEN AUGENBLICKE MIT MEINEM BRUDER

Ich erinnere mich, dass ich an diesem Tag von der Berufsschule nach Hause kam und eigentlich einen kleinen Mittagsschlaf machen wollte, als meine Mutter anrief.
Sie meinte, sie mache sich Sorgen um meine kleine Schwester Anna. Diese wäre wohl sehr hysterisch am Telefon gewesen, weil bei Roman niemand die Tür aufmache, obwohl Geräusche aus der Wohnung zu hören wären.

Ich machte mich also auf den Weg zur Straßenbahn und fuhr die zwei Haltestellen über die Brücke. Anna wartete schon auf mich und gemeinsam gingen wir in Richtung Hochhaus, in dem Roman wohnte. Die Stimmung war eigentlich ganz gut.

Wir stiegen in den Fahrstuhl und fuhren in den 5. Stock. Als wir ankamen, waren Lärm und Rufe von draußen zu hören. Aus Neugier öffnete ich das Fenster, um zu sehen was da los war. Es dauerte einige Augenblicke bis ich die Situation erfasste und Roman an seiner Kleidung erkannte. Es war ein ganz unwirkliches Gefühl.

Ich dachte nur: „Oh mein Gott„

Ich schrie Anna an, sich auf den Boden zu setzen und auf gar keinen Fall aus dem Fenster zu schauen. Ich hoffe, sie hat auf mich gehört.

Ich stürzte dann die Treppe nach unten, aus dem offenen Fenster heraus auf das Vordach und stand vor meinem Bruder, der in einer komischen Position vor mir lag. Nie werde ich den Anblick seines Beines vergessen. Es lag wie ein abgeknicktes Stück Holz neben dem restlichen Körper. In dem Moment dachte ich nur; damit wird er wohl keinen Marathon mehr laufen können.

Ich fühlte mich furchtbar hilflos, während ich sah, wie er auf dem Bauch lag und um sein Leben kämpfte. Ich kniete mich neben ihn hin und versuchte, seinen Mund zu säubern, einfach, um irgendwas zu tun.

Dann griff ich zum Telefon und rief meinen Mann an. Er solle schnell kommen und sich um Anna kümmern. Er brauchte nur etwa fünf Minuten.

Als ich die vielen Gaffer auf ihren Balkonen und an den Fenstern glotzen und fotografieren sah, bin ich total ausgerastet. Ich habe die Leute angeschrien nicht so zu gaffen und wegzugehen. Hätte ich in diesem Moment eine Waffe gehabt…

Ich kniete hilflos vor meinem Bruder. Es dauerte zwar nur wenige Minuten, bis Polizei und Feuerwehr eintrafen, aber diese Augenblicke kamen mir wie eine Ewigkeit vor.

Damals wunderte ich mich, warum da so wenig Blut war; später, in seiner Wohnung, habe ich verstanden, warum.

Die Männer von der Feuerwehr führten mich dann weg, während die Wiederbelebungsmaßnahmen weiterliefen. Romans Herz setzte wohl mehrmals aus.

Vielleicht hätte ich mit meinem Bruder mit ins Krankenhaus fahren sollen, aber ich dachte zuerst an meine Mutter, und ich wollte zu ihr fahren und ihr beistehen. Niemals sollte ein unsensibler Polizist ihr diese Nachricht überbringen. Ich hätte in diesem Moment ohnehin nichts mehr für Roman tun können.

Wir sind dann mit einem Seelsorger zum Haus meiner Eltern gefahren. Während der Fahrt hat das Krankenhaus angerufen und gesagt, dass Roman es leider nicht geschafft hat.

Meine Mutter versuchte uns in der Zwischenzeit mehrmals anzurufen. Ich traute mich aber nicht, ihr am Telefon etwas zu sagen, und schaltete es deshalb aus.

Kurz bevor wir ankamen, habe ich meinen Vater telefonisch aufgefordert, schnell nach Hause zu kommen. Auch ihm sagte ich nicht warum.

Als wir nach Hause kamen, ging Anna gleich in ihr Zimmer. Meine Mutter kam mir lächelnd in der Einfahrt entgegen und wollte wissen, was denn los sei. Es war furchtbar schlimm für mich, ihr sagen zu müssen, was passiert war. Sie rannte dann einfach los und es war schwer, sie zu stoppen. Es war so traurig, zu sehen, wie ihr das Herz zerbrach in diesem Moment. Später sind wir wieder ins Haus gegangen und haben einfach nur am Tisch gesessen und fassungslos, still miteinander geweint.

Wenig später kam mein Vater. Auch er war

ohne jede Vorahnung. Er verfiel in einen Schockzustand, als ich ihm mitteilen musste, dass sein Sohn gestorben war. Es war so traurig, zu sehen, wie er weinte und weinte und ich nichts für ihn tun konnte. Es gibt keine tröstenden Worte in solch einem Augenblick.

Die nächsten Tage blieb ich bei meiner Familie. Es waren Tage, in denen wir alle unter Schock standen. Wir konnten einfach nicht fassen, dass Roman sich getötet hatte. Und vor allem nicht: *Warum*? Diese Frage steht für mich bis heute im Raum. Und sie wird wohl immer unbeantwortet bleiben, denn außer einer kleinen Notiz für Anna hat Roman nichts hinterlassen.

Einige Tage später bin ich mit meinem Mann in die Wohnung von Roman gefahren. Die Polizei hatte mir mitgeteilt, dass sich die Wohnung in einem schrecklichen Zustand befände. Diesen Anblick wollte ich meinen Eltern unbedingt ersparen.

Die Wohnung war voller Blut. Mein Bruder hatte sich vor seinem Sprung die Halsschlagader aufgeschnitten. Trotz der Vorwarnung war ich nicht auf diesen Anblick vorbereitet gewesen. Mir wurde schlecht, und noch heute verursachen mir der Anblick und Geruch von Blut Übelkeit. Auch die Sirenen von Krankenwagen lösen ungewollte Erinnerungen in mir aus.

Wir mussten das mit der Wohnung aber hinter uns bringen, und mein damaliger Mann hat mir sehr geholfen, das Blut aufzuwischen. Der ganze Boden war bedeckt davon. Wie er mit diesem Blutverlust die Treppe hochgekommen ist, ist für mich unbegreiflich. Wir haben alle persönlichen Sachen von Roman ausgeräumt und die Wohnung gesäubert. Auch Anne, meine Cousine, hat am Ende noch mitgeholfen, den Teppich zu entfernen.

Es sind nun fast vier Jahre vergangen, und bis heute fällt es mir sehr schwer, darüber zu sprechen. Bei meiner Familie; weil ich die Traurigkeit in ihren Gesichtern nicht ertrage. Ich kann ja nichts dagegen tun. Bei fremden Menschen; weil ich merke, dass es eigentlich keiner nachvollziehen kann und die Menschen einfach nicht wissen, wie sie darauf reagieren sollen. Meistens verzichte deshalb lieber darauf.

Ich bin so unendlich traurig, weil ich oft daran denke, dass Roman noch sein ganzes Leben vor sich hatte. Nun wird er wegen so einer schrecklichen Krankheit die ganze Schönheit des Lebens nicht mehr erleben können. Niemals wird er meine Kinder aufwachsen sehen. Nie werden wir wieder Spaß miteinander haben können. Wir beide sind miteinander aufgewachsen und waren als Kinder sehr innig wie Zwillinge zusammen. Ich war ja nur zehn Monate jünger als Roman. Er hat immer versucht, mich wie ein großer Bruder zu beschützen. Als Jugendliche haben wir uns dann aber mehr und mehr voneinander entfernt.

Wir hatten eine gute, liebevolle Kindheit zusammen, und ich habe viele schöne Erinnerungen daran. Unsere Beziehung wurde dann leider in den letzten Jahren, aufgrund seiner Erkrankung und Verweigerung uns gegenüber, schwieriger und distanzierter. Und doch habe ich ihn immer sehr geliebt, als meinen großen Bruder, und ich hoffe, dass es irgendetwas nach diesem Leben gibt und es ihm nun besser geht.

Livia

April, 2016

BRIEF AN MEINEN BRUDER

Lieber Roman,

du fehlst mir. In manchen Momenten fehlst du mir so sehr, dass ich nicht weiß, wie ich all' die kommenden Jahrzehnte ohne dich leben soll. Ich bin erst 19, da wird noch so viel kommen... Und bei all' dem wirst du nicht mehr dabei sein. Du wirst nicht erleben wie ich mich verliebe, wie ich Kinder bekomme. Du wirst niemals einen Freund von mir „bewerten" können, wie große Brüder das eben so tun. Du wirst meine zukünftigen Kinder nicht davor warnen können, dass Lagerfeuer auf dem Bett gefährlich sind, wie du es bei mir getan hast. Ich werde nie mehr genervt von dir sein können und du nicht von mir. So wie Geschwister das eben manchmal voneinander sind. Ich werde dich nie mehr umarmen können. Ich werde deine Kinder niemals kennenlernen, mich niemals um sie kümmern können, wenn du mit deiner Frau ausgehen möchtest. Und ich bin mir sicher, dass du ein unglaublich toller Mann und Vater geworden wärst. All' die Sachen, die wir nie mehr gemeinsam tun können, fehlen mir jetzt schon so sehr. Diese verpasste Zukunft ist es, die mir am meisten zu schaffen macht.

Irgendwo habe ich mal gelesen, dass wenn ein Elternteil stirbt, man seine Vergangenheit verliert und wenn ein Kind stirbt, die Zukunft. Geschwister verlieren beides. Du warst meine Vergangenheit, Teil meiner Kindheit. Und du wärst ein Teil meiner Zukunft gewesen.

Und ich konnte nicht verhindern, dass du es nun nicht mehr bist.

Es tut mir leid, dass ich als Kind manchmal genervt war, wenn du mit mir spielen wolltest.
Es tut mir leid, dass ich als Teenager deine Ratschläge nicht hören wollte.
Es tut mir leid, dass ich als Schwester nicht genug für dich da war und dich nicht beschützen konnte.
Es tut mir leid, dass ich dein Leid erkannt habe, mich aber nicht überwinden konnte, meine ganze Kraft aufzuwenden, um dir zu helfen.
Und es tut mir leid, dass ich in der entscheidenden Stunde deinen Hilferuf nicht ernst genommen

habe. ***Komm bitte einfach schnell.***

Es tut mir leid, dass ich nicht schnell genug gekommen bin.

Es tut mir leid, dass ich erst nach deinem Tod erkannt habe, dass es nicht reicht, für jemanden da sein zu wollen, sondern dass „für jemanden da sein" bedeutet, immer da zu sein. Immer und ohne Ausnahmen.

Ich hoffe, du verzeihst mir. Niemand kann mir diese Schuld nehmen. Aber ich hoffe, du verzeihst mir.

Und ich hoffe, dass es dir gut geht. Dass du umringt von schönen Frauen am Strand liegst und das Leben nach dem Tod genießt. Ohne Krankheit, Gedankenkreisen und Verzweiflung.

Wenn auch nur der kleine Ausschnitt von deinem Leid, den wir mitbekommen haben, immer ein Teil von deinen letzten Jahren war, dann verstehe ich, warum du so nicht mehr leben wolltest. Du wolltest so viel sein und so viele Sachen noch tun. Und diese Scheiß-Krankheit hat dir das alles versaut.

Es tut mir leid, dass ich dein Leid erkannt habe, mich aber nicht überwinden konnte, meine ganze Kraft aufzuwenden, um dir zu helfen. Dafür ist es nun zu spät. Aber ab jetzt werde ich alles mir mögliche tun, um anderen zu helfen.

Ich hoffe, du hilfst mir dabei.

Ich denke sehr oft an dich. Ich versuche mir vorzustellen, dass du mich von „oben" beschützt, wenn ich dich brauche.

Oder dass du hinter mir stehst, wenn ich Unterstützung brauche.

Oder dass du mir etwas von deiner Kraft gibst, wenn meine nicht mehr reicht. So bleibst du wenigstens, auf eine sehr traurige Weise, ein Teil meiner Gegenwart.

Ich bräuchte viele Seiten, um alles zu schreiben, was mir durch den Kopf geht, wenn ich an dich und deinen Tod denke. Und trotzdem könnte ich dieses Gefühl der Leere und Erschöpfung niemals einfangen, das mich seit deinem Tod immer wieder einholt.

Lieber Roman, du fehlst mir. Und ich freue mich so unglaublich auf den Tag an dem wir uns wiedersehen! Bis dahin werden wohl noch viele Jahre vergehen. Aber nun habe ich keine Angst mehr vor dem Tod, weil ich weiß, dass du mich erwarten wirst, wenn es so weit ist. Und dann werde ich dich so fest umarmen, wie ich es jetzt gern tun würde.

Ich hab' dich lieb.

Deine Anna

April, 2016

FOTOANHANG

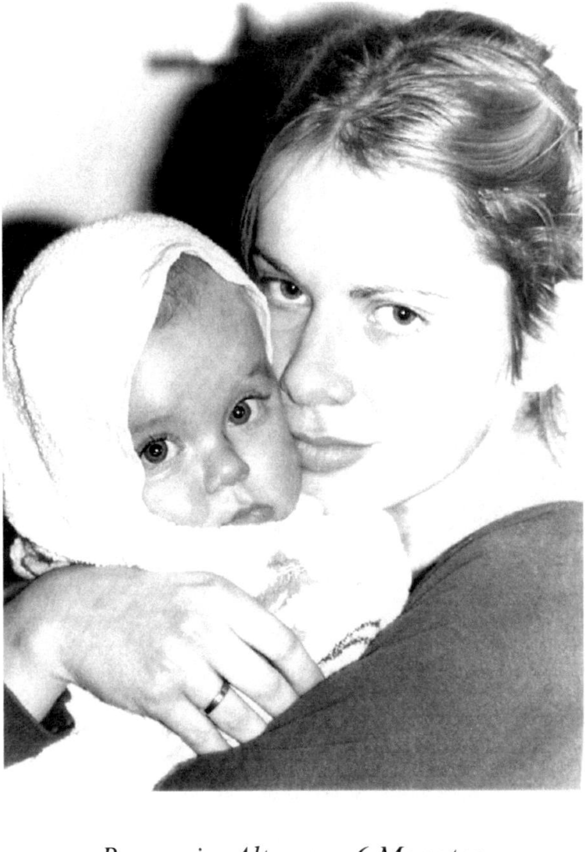

Roman im Alter von 6 Monaten

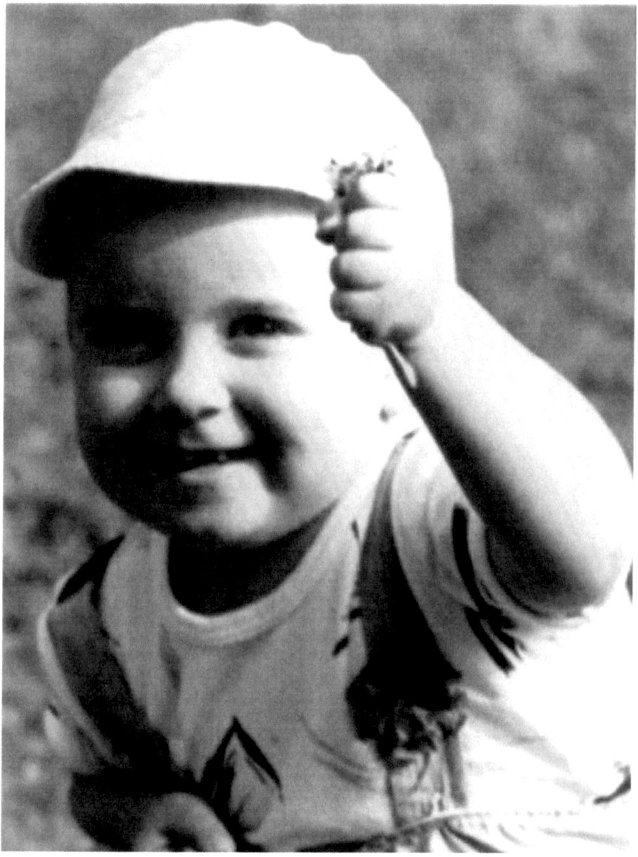

3 Jahre

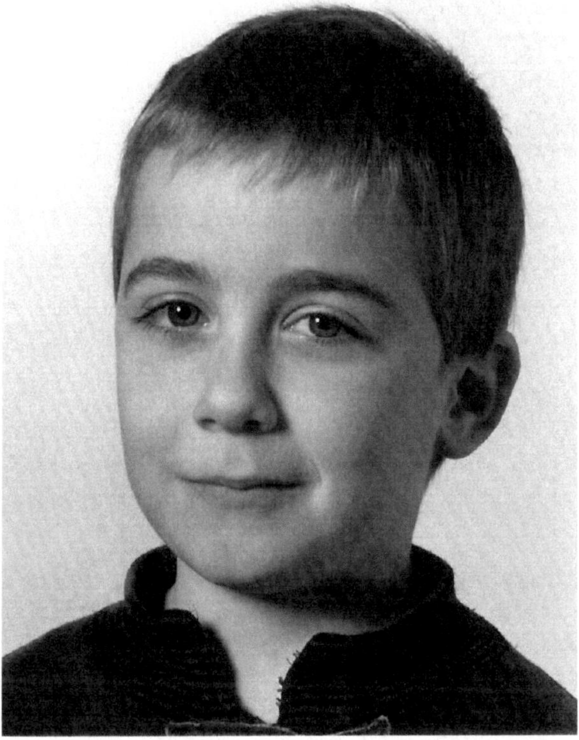

7 Jahre

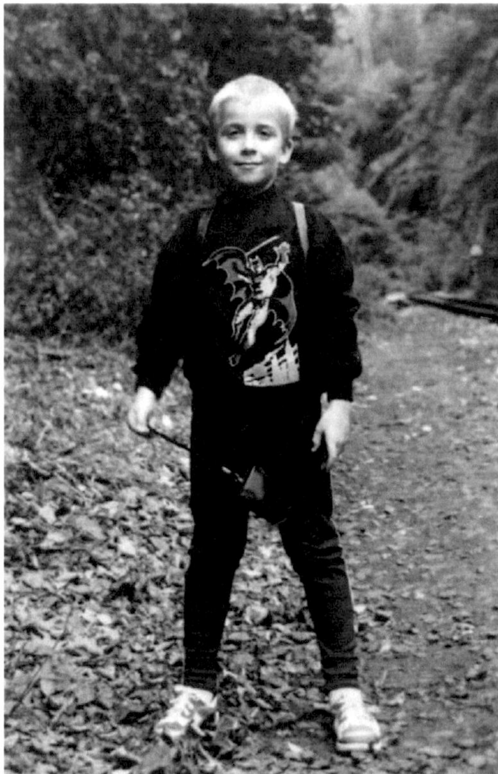

8 Jahre

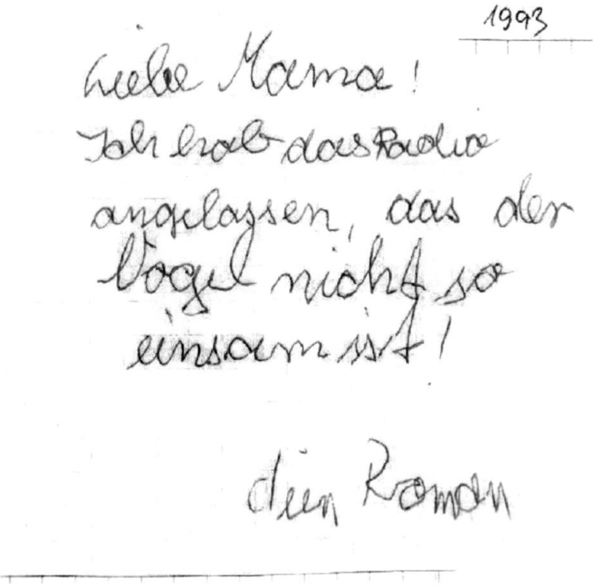

1993

Liebe Mama!
Ich hab das Radio
angelassen, das der
Vogel nicht so
einsam ist!

dein Roman

Mit 10 Jahren schrieb er diesen Brief

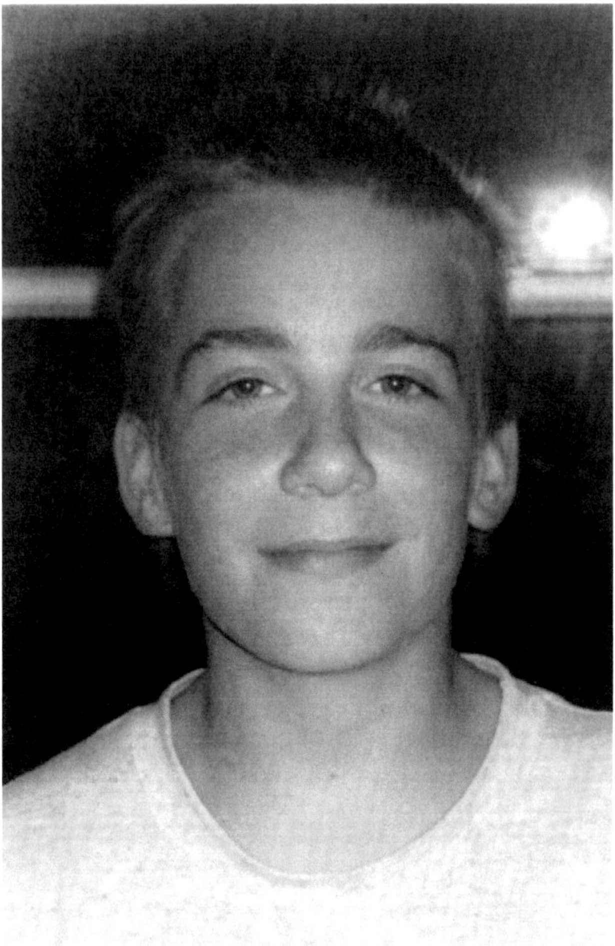

13 Jahre

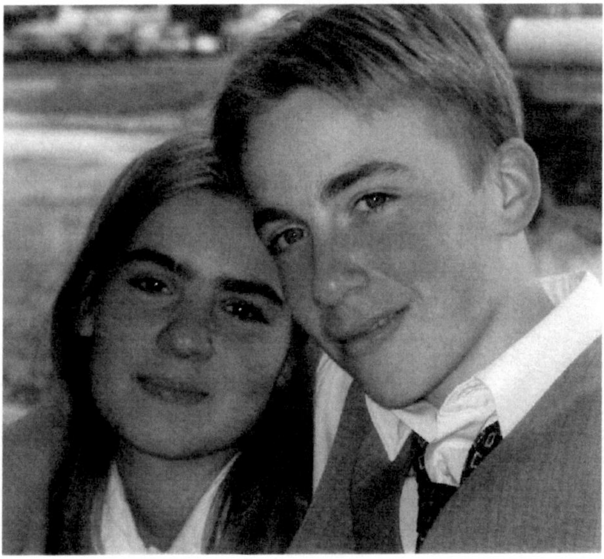

15 Jahre, mit seiner Schwester Livia

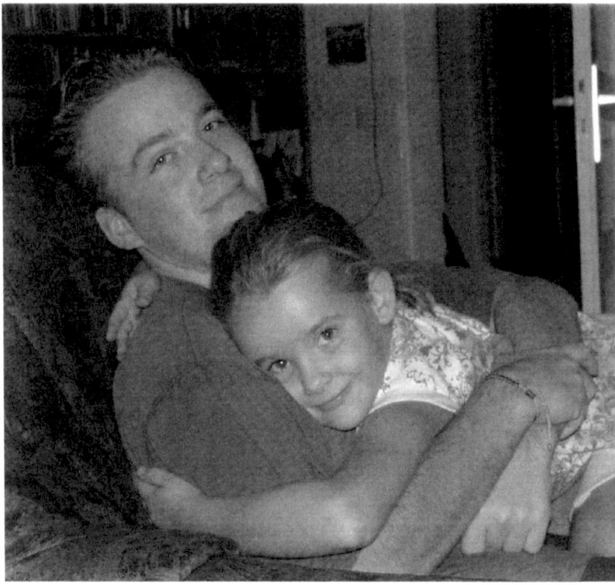

19 Jahre, mit seiner Schwester Anna

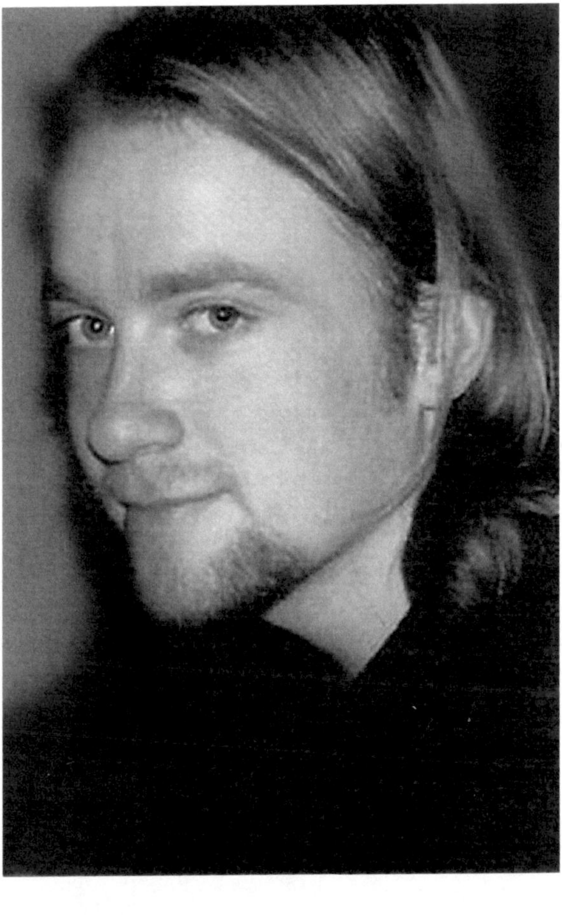

21 Jahre

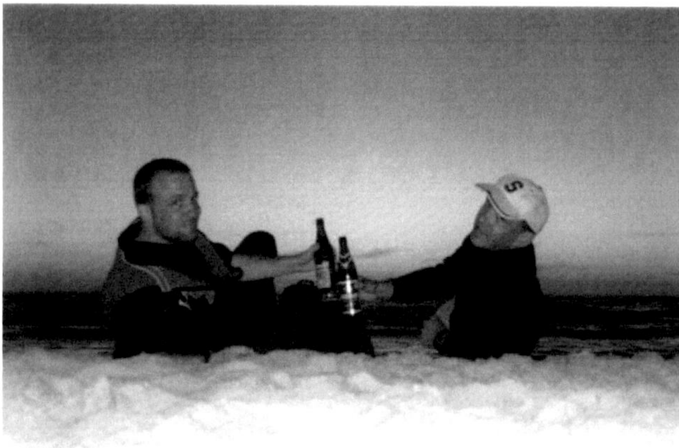

23 Jahre

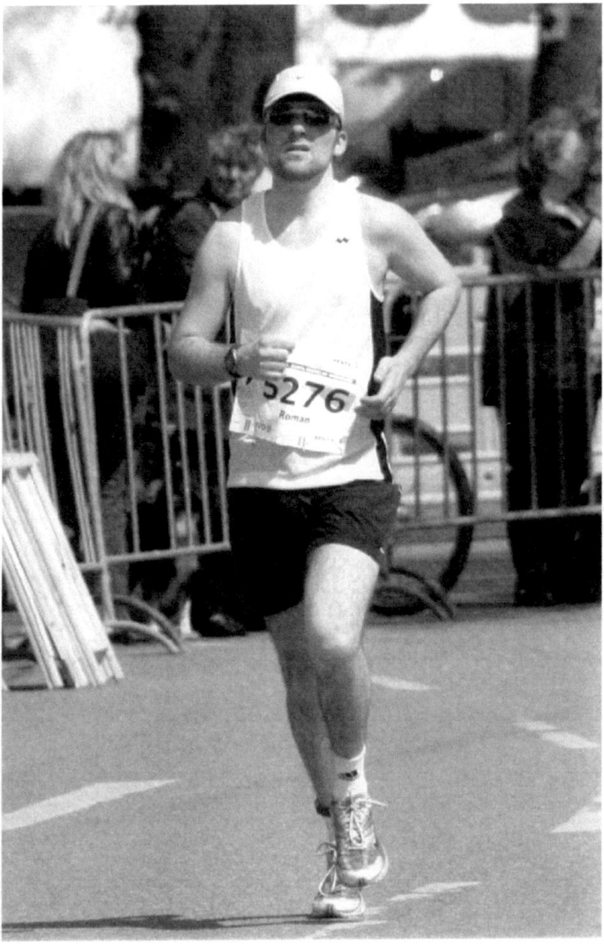

25 Jahre

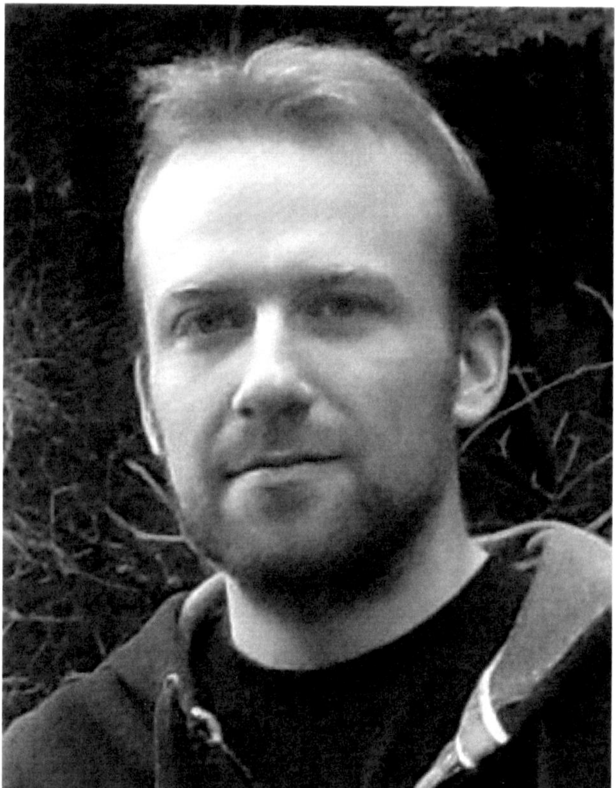

27 Jahre

ÜBER DIE AUTORIN

Karin Karczewski wurde als einziges Mädchen in ine Großfamilie geboren.

Schon seit frühester Jugend führt sie Tagebuch über ie kleinen und großen Ereignisse in ihrem Leben.

Den Schock über den abschiedslosen Suizid ihres ohnes versucht sie durch schriftliche Aufzeichnungen zu verarbeiten.

Sie wohnt zurückgezogen mit ihrem Ehemann und hrer Tochter am Stadtrand von Dresden.